Notfallmanual Vergiftungen

Notfallmanual Vergiftungen

Intoxikationen schnell erkennen,
sicher nachweisen
und gezielt behandeln

L. S. Weilemann
H. J. Reinecke

1996
Georg Thieme Verlag
Stuttgart · New York

Autoren:

L. S. Weilemann
H. J. Reinecke
Langenbeckstraße 1
Johannes Gutenberg-Universität
Klinikum
55131 Mainz

Die Deutsche Bibliothek –
CIP-Einheitsaufnahme

Weilemann, Ludwig Sacha:
Notfallmanual Vergiftungen :
Intoxikationen schnell erkennen,
sicher nachweisen und gezielt behandeln
/ L. S. Weilemann ; H. J. Reinecke. – Stutt-
gart ; New York : Thieme, 1996
NE: Reinecke, Hans Jürgen:

© 1996 Georg Thieme Verlag
Rüdigerstraße 14
D-70469 Stuttgart

Printed in Germany

Satz: Dr. Ulrich Mihr GmbH, Tübingen
Satzsystem: 3B2 (Version 4.62)
Druck: Druckhaus Götz, Ludwigsburg

ISBN 3-13-102591-3   1 2 3 4 5 6

Wichtiger Hinweis: Dieses Werk ist von Fachleuten verfaßt worden. Der Benutzer muß wissen, daß bereits der Umgang mit Chemikalien und Mikroorganismen eine latente Gefährdung mit sich bringt. Zusätzliche Gefahren können theoretisch durch unrichtige Mengenangaben entstehen. Autoren, Herausgeber und Verlag haben zwar große Sorgfalt darauf verwandt, daß die Mengenangaben und Versuchsanordnungen dem Stand der Wissenschaft bei Herausgabe des Werkes entsprechen. Trotzdem kann der Verlag jedoch keine Gewähr für die Richtigkeit dieser Angaben übernehmen. Jeder Benutzer ist angehalten, in eigener Verantwortung sorgfältig zu prüfen, ob Mengenangaben, Versuchsanordnungen oder andere Hinweise nach dem Verständnis eines Naturwissenschaftlers plausibel sind. In allen Zweifelsfällen wird dem Leser dringend angeraten, sich mit einem fachkundigen Kollegen zu beraten; auch der Verlag bietet bereitwillig seine Unterstützung bei der Klärung etwaiger Zweifelsfragen an. Dessen ungeachtet erfolgt jede in diesem Werk beschriebene Anwendung auf eigene Gefahr des Benutzers.

Für Kristina, Mitja und Magda

Das vorliegende Buch ist aus jahrelanger Arbeit der Klinischen Toxikologie in Mainz entstanden und basiert auf den Erfahrungen im Behandlungsalltag von Intoxikationen und auf den klinisch-epidemiologischen Auswertungen der Giftinformationszentrale.

Zusammen mit den verfügbaren Daten aus der Literatur wurde so ein Buch konzipiert, das vorwiegend den praktischen Erfordernissen Rechnung trägt, die sich präklinisch und klinisch bei akuten Vergiftungen ergeben. So wurde bewußt auf die Darstellung seltener Intoxikationen verzichtet; dafür aber einige Erkrankungen aufgenommen, die sich aus der Beratungspraxis als relevant und von hohem Informationsbedarf herausgestellt haben.

Gerade auf dem Gebiet der Humantoxikologie wird vieles kontrovers diskutiert und ist einer ständigen Neubewertung unterworfen. Daran ändern noch so sorgfältige Ausarbeitungen nichts. Unterschiedliche Standpunkte provozieren Kritik, und konstruktive Kritik dient der Sache.

In diesem Sinne freuen sich die Autoren auf Anregungen und Reaktionen.

Mainz, im Mai 1996

L. S. Weilemann
H. J. Reinecke

Das vorliegende Buch behandelt die Grundlagen von Diagnostik und Therapie akuter Vergiftungen im Erwachsenenalter und gibt Hinweise zu möglichen chronischen Schäden.

Der Schwerpunkt liegt bei häufig vorkommenden Intoxikationen, überwiegend in suizidaler Absicht.

Der allgemeine Teil enhält grundlegende Informationen zu Diagnostik und Therapie, wichtige Definitionen und klinisch relevante Tabellen.

Die einzelnen Substanzen finden sich im speziellen, alphabetisch geordneten Teil.

Hierzu sind einige Hinweise zu beachten:

Die Rubrik *„Eigenschaften und Wirkungen"* enthält die pharmakologische und toxikologische Charakterisierung der Substanzen aufgrund derzeit verfügbarer Daten und Auswertungen. Dabei bedeuten:

Erste Symptome ab:
Dosis, bei der ersten Vergiftungserscheinung beobachtet werden.

Gefährliche Dosis:
Dosis, die eine klinisch-relevante behandlungs- oder beobachtungsbedürftige Symptomatik zur Folge hat.

Die Rubrik *„Klinik"* enhält die wichtigsten Symptome organbezogen geordnet. Angaben in Klammern bedeuten Auftreten nur in Einzelfällen.

Die Rubrik *„Labor/Diagnose"* enthält richtungweisende Angaben und ist folgendermaßen zu interpretieren:

Als *toxisch* sind Blutkonzentrationen bezeichnet, bei denen erste unerwünschte Symptome auftreten, die über das Nebenwirkungsprofil hinausgehen.

Als *gefährlich* sind Blutkonzentrationen bezeichnet, bei denen eine mögliche vitalbedrohliche Symptomatik auftreten kann.

Das *Sachverzeichnis* erleichtert das Auffinden entsprechender Beschreibungen im *allgemeinen* Teil inklusive Tabellen.

Die im *speziellen* Teil erwähnten Stoffgruppen und Substanzen sind in einem besonderen Register zusammengefaßt. Hinzu kommt ein Verzeichnis der darin erwähnten Präparatenamen, wobei es sich hier um die gebräuchlichsten handelt, ohne daß ein Anspruch auf Vollständigkeit erhoben werden soll.

1 Allgemeine Aspekte

1.1 Vorkommen und Häufigkeit

Da es keine Meldepflicht gibt, ist die Gesamtzahl akuter Vergiftungs-fälle in der Bundesrepublik Deutschland nicht ausreichend bekannt. Schätzungen belaufen sich auf 150 000 bis 200 000 Vergiftungen pro Jahr. Hierunter fallen sowohl akzidentelle als auch suizidale Vergiftun-gen, wobei letztere im Erwachsenenalter dominieren.

Die Behandlung von Patienten mit akuten exogenen Intoxikationen stellt nach wie vor eine beachtliche Arbeitsbelastung medizinischer Kliniken dar, wobei allerdings der Anteil intensivtherapiebedürftiger Intoxikationen rückläufig ist.

Der Rückgang intensivmedizinisch zu behandelnder Intoxikationen ist Ausdruck einer besseren Selektion schwerster Fälle, bei denen aufwendige intensivmedizinische Verfahren wie Beatmung oder extra-korporale Eliminationen indiziert sind. Analysen von intensivtherapie-bedürftigen akuten oralen Vergiftungen zeigen, daß weniger die neurologische Symptomatik, als vielmehr schwerste hämodynamische und metabolische Entgleisungen Bild und Therapiekonsequenz der Intoxikationen prägen.

Betrachtet man die Häufigkeitsverteilung verschiedener Noxen bei klinisch behandelten Vergiftungen, so ergibt sich folgendes Bild:

Arzneimittel dominieren mit 80% der Fälle, gefolgt von Pflanzen-schutzmitteln, Reizgasen, sowie gewerblichen und chemischen Noxen mit einem Gesamtanteil von etwa 20%.

Bei weitem die Mehrzahl der zu behandelnden Vergiftungen, näm-lich etwa 80%, ereignet sich durch perorale Aufnahme. Allerdings ist eine Zunahme inhalativer Intoxikationen im Laufe der Jahre von etwa 5 auf 15% zu verzeichnen, die nahezu ausnahmslos akzidentiell bedingt sind. Der Anteil perkutaner Vergiftungen liegt bei etwa 4–8%.

Die Zahlen gelten sowohl für die Anzahl klinisch behandelter Patienten, wie auch für die telefonische Giftberatung.

Schlüsselt man den großen Anteil peroraler Arzneimittelvergiftun-gen weiter auf, so ergibt sich folgendes Ursachenspektrum für statio-när behandelte Intoxikationen: Hypnotika dominieren, gefolgt von Psychopharmaka, erst dann folgen Analgetika und gleichauf eine Reihe sonstiger Arzneimittel, wobei Betablocker- und Digitalis-Vergiftungen zahlenmäßig den größten Anteil stellen.

Die Aufgliederung von Vergiftungen und deren klinische Beurteil-barkeit wird dadurch kompliziert, daß Kombinationsvergiftungen durch gleichzeitige Einnahme verschiedener Noxen häufig sind. In mindestens 50% der klinisch behandelten Vergiftungsfälle ist mit einer

Kombinationsvergiftung zu rechnen. Die gleichzeitige Einnahme einer Überdosis von Arzneimitteln und Alkohol in einer das Vergiftungsbild mitbestimmenden Dosis ist bei mindestens 20% der Fälle nachweisbar. Die präklinische und klinische Bedeutung der Intoxikationen hinsichtlich Differentialdiagnose und Differentialtherapie wird deutlich, wenn der Anteil bewußtloser intoxikierter Patienten an der Gesamtzahl der Komata nicht traumatischer unklarer Genese erfaßt wird: Unabhängig von regionalen Gegebenheiten zeigt sich, daß Intoxikationen sowohl klinisch als auch präklinisch an erster Stelle stehen.

Dieses Wissen um die Häufigkeitsverteilung erleichtert die Differentialdiagnose und ist auch für das initiale differential-therapeutische Vorgehen bedeutungsvoll.

1.2 Pharmakokinetik und Toxikokinetik

1.2.1 Grundlagen und Definitionen

Zum besseren Verständnis von Resorption und Elimination im Zusammenhang mit Vergiftungen seien einige Begriffe definiert und dargestellt, die für die Bewertung und Abschätzung von Intoxikationen von Relevanz sind:

Ausscheidung: Endstrecke bei der Elimination einer Substanz, entweder unverändert oder als Metabolite.

Prinzipiell ist die Ausscheidung über die Lunge, Galle, Niere, Darm oder Haut möglich. Die Ausscheidungswege sind beim Einsatz sekundärer Eliminationsverfahren von Bedeutung.

Bioverfügbarkeit: Wirksamkeit einer Substanz oder ihrer aktiven Metaboliten nach *indirekter* Einnahme oder Applikation im Vergleich zu *direkter* Zufuhr in die Blutbahn.

Blutkonzentration oder Blutwert: Quantitative Bestimmung der Substanz im Blut. Korreliert nicht in jedem Fall mit den klinischen Manifestationen.

Clearance: Bezeichnet die Elimination einer Substanz aus dem Körper. Es ist die quantitative Messung des Blutvolumens, welches in einer bestimmten Zeit von einer Substanz „geklärt" wird. Ausgedrückt wird die Clearance üblicherweise in ml/min, aber auch in l/h.

Gefährliche Blutwerte: Konzentration einer Substanz, bei der in der Mehrzahl der Fälle mit lebensbedrohlicher Symptomatik zu rechnen ist und spezifische Maßnahmen in der Regel absolut indiziert sind.

Halbwertszeit: Zeit, die benötigt wird, um die Blutkonzentration einer Substanz auf die Hälfte zu reduzieren. Die Halbwertszeit ist die Funktion aus Clearance und Verteilungsvolumen (siehe hierzu auch Abb. 1.**1**).

Metabolismus: Biochemische Transformation einer Substanz. Diese Biotransformation kann bei manchen Substanzen pharmakologisch und toxikologisch aktive Metabolite produzieren.

■■■■■■ Aktive Metabolite sind bei den einzelnen Intoxikationen eigens aufgeführt.

Peak-Konzentration: Angegeben in mg/l, errechnet sich aus Dosis und Verteilungsvolumen.

Pharmakokinetik: Änderung der Konzentration einer Substanz im Körper in Abhängigkeit von Resorption, Verteilung, Metabolismus und Ausscheidung. Pharmakokinetische Daten sind wichtig zur Abschätzung zwischen therapeutischer und toxischer Wirkung.

Resorption: Vorgang, wie eine Substanz in den Körper gelangt, abhängig von Substanzweg, Zubereitung und Individualfaktoren des Patienten. Im angelsächsischen Schrifttum als Absorption gebräuchlich.

Substanzbindung im Blutstrom: Substanzen können entweder mittels Proteinen als Carrier im Blut strömen oder ungebunden und gelöst. Gelöste Substanzen bewirken durch die Tatsache, daß sie Lipoproteinmembrane zu durchdringen vermögen, in aller Regel einen ausgeprägteren toxikologischen Effekt.

Bei der Substanzbindung unterscheidet man spezifische Proteinbindung (Enzym-Substrat-Bindung) und die Bindung an Plasma und Gewebeproteine, die üblicherweise als Proteinbindung bezeichnet wird.

Aus Substanz und Protein entsteht ein Komplex, der im allgemeinen so groß ist, daß er nicht an den Wirkort gelangt. Aus diesem unwirksamen Proteinkomplex kann jedoch eine Substanz unterschiedlich rasch freigesetzt werden. Die Wirkung einer Substanz wird durch die Proteinbindung unter Umständen sehr verlängert und bekommt quasi eine Depotwirkung. Dies ist beispielsweise bei den trizyklischen Antidepressiva der Fall, die dadurch eine sehr lange Halbwertszeit haben. Eine besondere Bedeutung gewinnt die Proteinbindung auch durch die Tatsache, daß eine Substanz durch eine zweite Substanz aus seiner Bindung an Proteine verdrängt werden kann. Bei Mischintoxikationen wird aufgrund dieser Tatsache die Beurteilung einer Vergiftung außerordentlich erschwert.

Im Zusammenhang mit der Proteinbindung ist auch der Einfluß der H-Ionen-Konzentration zu berücksichtigen. Das heißt eine pH-Verschiebung: Azidose oder Alkalose ändert die Empfindlichkeit des Organismus für eine Substanz.

Therapeutische Blutwerte: Konzentration einer Substanz, bei der mit dem beabsichtigten Benefit bzw. der beabsichtigten Wirkung zu rechnen ist.

Toxikokinetik: Mathematisches Konzept zur Berechnung bzw. Annäherung an toxische Effekte bei akuter und chronischer Überdosierung einer Substanz.

Die Kenntnis *pharmakokinetischer* und *toxikokinetischer* Daten erlaubt dem Behandelnden ein rationales therapeutisches Vorgehen nach Sicherstellung vitaler Funktionen im Zusammenhang mit einer Intoxikation.

Toxische Blutwerte: Konzentration einer Substanz, bei der in der Mehrzahl der Fälle mit Vergiftungserscheinungen zu rechnen ist.

Verteilungsvolumen: Das Verteilungsvolumen ist eine hypothetische Größe, die angibt, welches Körperflüssigkeitsvolumen notwendig wäre, wenn die Gesamtmenge einer Substanz in gleicher Konzentration verteilt wäre wie im Plasma.

Rechengröße, festgelegt durch die Gleichung: Volumen = D/C. Dabei ist D die applizierte Dosis in Gramm und C die Höchstkonzentration in g/l. Das Verteilungsvolumen wird ausgedrückt in l/kg KG.

Spezielle pharmakokinetische Besonderheiten bei Vergiftungen

Für die Beurteilung von Blutwerten ist die Ingestionslatenz besonders wichtig.

Da die Pharmakokinetik bei Vergiftungen oft gestört ist, empfiehlt es sich, bei schweren Vergiftungen mit weitreichender Therapiekonsequenz (z.B. extrakorporale Verfahren) die Blutwertbestimmung in bestimmten Abständen zu wiederholen.

Dies gilt insbesondere für Substanzen, bei denen es im Rahmen von Intoxikationen zu verspäteten Peak-Konzentrationen kommt, wie dies zum Beispiel bei Aspirin oder bei Digoxin der Fall ist. Substanzen, für die eine Kenntnis der Blutwerte, insbesondere im Verlauf wichtig ist, sind tabellarisch in Tab. 1.1 aufgeführt.

Tab. 1.**1** Indikation zur *wiederholten* Blutwertbestimmung

Alkylphosphate	Methämoglobinbildner
Blei	Nitroprussidnatrium
Carbamazepin	Paracetamol
Digitalis	Paraquat
Eisen	Pentobarbital
Ethanol	Phenobarbital
Ethylenglykol	Phenytoin
Ibuprofen	Primidon
Isopropanol	Procainamid
Lithium	Salicylate
Methanol	Theophyllin

Zu beachten bei Intoxikationen sind insbesondere auch Schockzustände und/oder durch die Vergiftung hervorgerufene Stoffwechselentgleisungen und Gerinnungsstörungen. Diese verändern die Pharmakokinetik oft erheblich. Unter Umständen kann es auch hilfreich sein, Berechnungen zur Bewertung einer Vergiftung anzustellen. Dies gilt insbesondere für Berechnungen im Zusammenhang mit Verteilungsvolumina.

Nachfolgend zwei Beispiele:

Beispiel 1

Bekannt:

Gewicht 80 kg
Substanz
Verteilungsvolumen der Substanz 0,8 l/kg
Blutwert der Substanz 50 mg/l

Nicht bekannt bzw. widersprüchliche Angaben:

Tatsächlich eingenommene Substanzmenge.
Berechnung:
Menge = Verteilungsvolumen × Konzentration
= 0,8 × 80 × 50 = 3200 mg
Der Patient hat also wahrscheinlich ca. 32 Tabletten à
100 mg der betreffenden Substanz eingenommen.

Beispiel 2

Bekannt:

Gewicht 70 kg
Ingestionslatenz < 1 h
eingenommene Substanzmenge 30 Tabletten à 150 mg.
Bei der Substanz ist ein Verteilungsvolumen von 0,75 l/kg
bekannt.

Unbekannt:

Zu erwartender Blutwert und ggf. Indikation zu extrakorporalen Verfahren.

Berechnung:

Konzentration = Menge/Verteilungsvolumen,
Konzentration = 30 × 150/0,75 × 70 = 85,7 mg/l.
Am gewählten Beispiel würden 85,7 mg/l in den gefährlichen Bereich einer Substanz mit möglicher Indikation
zur Hämoperfusion fallen.

1.2.2 Perorale Intoxikationen

Grundsätzlich gilt, daß jede Vergiftung das Produkt von Menge × Zeit darstellt, oder wie es Paracelsus ausdrückt „alle Ding sind Gift und nichts Ohngift, allein die Dosis macht, daß ein Ding kein Gift ist". An dieser Maxime hat sich in der Bewertung der Intoxikationen nichts geändert. Die Aussage läßt sich jedoch heute durch weitreichende Kenntnis der Mechanismen von Resorption und Elimination ergänzen und präzisieren. Das Ausmaß einer Vergiftung läßt sich nie alleine aufgrund der absolut eingenommenen Menge eines Stoffes prognostizieren. Entscheidend sind vielmehr die tatsächliche Resorptionsmenge und die sich daraus ergebenden toxikologisch relevanten Blutwerte und Gewebespiegel.

Dafür sind zum einen patientenbezogene Individualfaktoren maßgebend, zum anderen die pharmakokinetischen Eigenschaften der Noxe.

Patientenbezogene Individualfaktoren sind:
- Ingestionslatenz, d.h. Zeit von Aufnahme der Noxe bis zum ersten Therapieschritt
- Füllungszustand des Magens
- Gesundheitszustand des Patienten

Die wichtigsten pharmakokinetischen Einflüsse seien nochmals anhand von Beispielen kurz skizziert:

Resorptionsverhalten

Bei Hypnotika-Intoxikationen kommt es zum Beispiel zu einer mehr oder weniger ausgeprägten Magen-Darm-Atonie, die dazu führt, daß die eingenommene Menge des Medikamentes nicht in vollem Umfang weitertransportiert und somit auch nicht suffizient resorbiert wird. Eine primäre Giftelimination vor Resorption ist demnach auch noch nach vielen Stunden sinnvoll, und die sekundäre Giftelimination durch ein extrakorporales Verfahren ist erst danach indiziert.

Auch die gleichzeitige Einnahme verschiedener Stoffe führt infolge von Interaktionen möglicherweise zu einem Resorptionsverhalten und einem pharmakokinetischen Verhalten, welches von den bekannten Eigenschaften der Einzelsubstanz stark differieren kann. Insbesondere die gleichzeitige Einnahme von Alkohol, sei es nun zusätzlich, oder die Einnahme eines Medikamentes in alkoholischer Lösung ändert in jedem Fall das Resorptionsverhalten.

Eine besondere Stellung hinsichtlich des Resorptionsverhaltens nehmen die Organophosphate ein, die zwar relativ rasch aus dem Magen-Darm-Trakt resorbiert werden, sich jedoch dann im Fettgewebe ablagern und von dort wieder in den Magen-Darm-Trakt rückresorbiert werden.

Clearance und Verteilungsvolumen

Trotz identischer Clearances können die Halbwertszeiten verschiedener Medikamente und Substanzen aufgrund unterschiedlicher Verteilungsvolumina erheblich differieren. So können Stoffe mit hoher Clearance und großem Verteilungsvolumen die gleiche Halbwertszeit besitzen wie Substanzen mit sehr geringer Clearance und geringem Verteilungsvolumen, wie dies beispielsweise beim Warfarin der Fall ist (Abb. 1.1).

Der sinnvolle Einsatz eines extrakorporalen Verfahrens kann somit nur in Kenntnis von Individualzustand des Patienten einerseits und den speziellen Eigenschaften des Pharmakons andererseits erfolgen.

Die Elimination eines Giftstoffes aus dem Organismus erfolgt bei peroralen Vergiftungen auch durch renale Ausscheidung und/oder metabolischen Abbau. Höchste Aktivität arzneimittelabbauender Enzymsysteme hat die Leber, die einen ganz entscheidenden Anteil am Eliminationsprozeß aufweist.

Wie bereits ausgeführt, werden Substanzen in der Regel zu Metaboliten abgebaut, wobei aktive und/oder toxische Metaboliten gebildet werden können. Aktive und relevante Metabolite sind in der Einzeldarstellung der Intoxikationen besonders aufgeführt.

Das traditionelle pharmakokinetische Modell wird von der semiempirischen Vorstellung der Kompartmentsysteme getragen. Dabei sind die Kompartimente oft fiktiv und stimmen nicht mit physiologischen und anatomischen Gegebenheiten überein. Bei dem einfachen Einkompartimenten-Modell wird die Plasmaclearance einer Substanz aus applizierter Dosis und der Fläche unter der Plasmakonzentrationszeitkurve berechnet.

Neben den sogenannten Kompartmentmodellen finden jedoch zunehmend mehr sogenannte physiologische Modelle und Vorstellungen

Abb. 1.1 Beziehung zwischen Verteilungsvolumen und Clearance.
Die Halbwertszeit gemessen in Stunden ergibt sich aus den Clearances und den Volumina und ist als Diagonale dargestellt.
Beachte: Substanzen mit hoher Clearance und großem Verteilungsvolumen haben die gleiche Halbwertszeit wie Substanzen mit geringer Clearance und jedoch auch geringem Verteilungsvolumen.

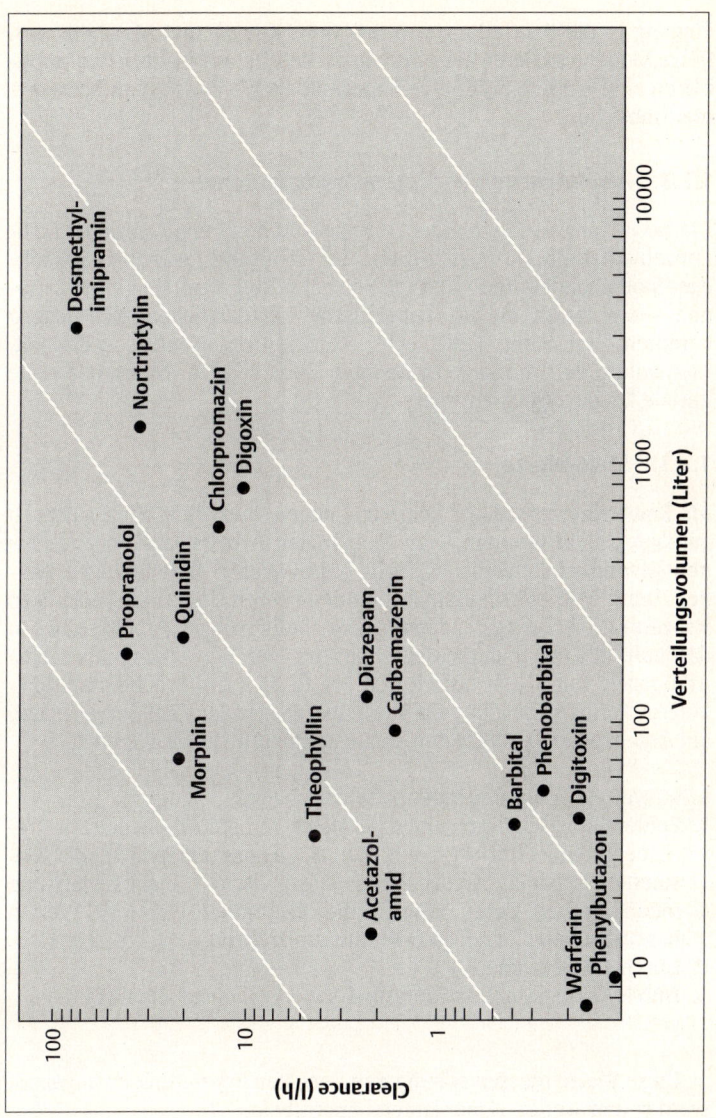

Eingang in die Beurteilung von Substanz, Kinetik und Metabolismus. Diese Modelle basieren auf physiologischen Determinanten und implizieren eine größere prädiktive Kapazität, als die klassischen Kompartmentmodelle.

1.2.3 Inhalative und perkutane Intoxikationen

Die Bewertung von inhalativen und perkutanen Vergiftungen ist nicht unproblematisch, da es sich meist um Gemische gesundheitsschädlicher Stoffe handelt und – ähnlich wie bei akuten peroralen Intoxikationen – wiederum individualspezifische Gegebenheiten zum Tragen kommen, wie Alter, Geschlecht, Konstitution, Hautbeschaffenheit, Atemvolumina, um einige zu nennen. Diese können insbesondere die initiale Bewertung erschweren.

1.2.3.1 MAK-Werte

Als Bewertungsgrundlage können – neben speziellen oft kasuistisch geprägten Publikationen – die maximalen Arbeitsplatzkonzentrationen gesundheitsschädlicher Stoffe (MAK-Werte) herangezogen werden. Unter MAK-Wert versteht man den oberen Grenzwert derjenigen Konzentration eines gas-, dampf- oder staubförmigen Arbeitsstoffes in der Luft, die nach derzeitiger Kenntnis bei Einwirkung über eine Arbeitszeit von 8–9 h täglich und bis zu 45 h pro Woche auch über längere Perioden bei der ganz stark überwiegenden Zahl der gesunden am Arbeitsplatz Beschäftigten die Gesundheit nicht schädigen darf.

MAK-Werte werden folgendermaßen erarbeitet:
1. Epidemiologisch durch einen Vergleich von am Arbeitsplatz auftretenden Konzentrationen mit der Häufigkeit entsprechender Gesundheitsschäden: solche Vergleiche zwischen analytischen und medizinischen Daten können die Richtigkeit von MAK-Werten bestätigen oder zu neuen Erkenntnissen führen.
2. Durch Tierversuche.
3. Durch Analogieschlüsse aufgrund anderer theoretischer Überlegungen.

Diese Werte müssen ständig den neuesten Erkenntnissen angepaßt werden und werden daher laufend überarbeitet.

Leichte Aufnahme durch die intakte Haut ist ebenfalls eigens gekennzeichnet. Hierdurch wird auf möglicherweise gefährliche systemische Wirkungen aufmerksam gemacht, die nach Resorption auftreten können. Dies gilt beispielsweise für bestimmte Kohlenwasserstoffe und Nitroverbindungen. Bei manchen Stoffen muß auch ohne resorptive Wirkung infolge stark reizender und ätzender Wirkung auf die Haut mit schweren Schäden gerechnet werden, wie z.B. bei Säuren und Laugen. Bemerkenswert in diesem Zusammenhang ist auch die Tatsache, daß z.B. viele in Wasser gelöste Pflanzenschutzmittel nicht durch die Haut resorbiert werden, jedoch in organischen Lösungsmitteln verwendet durchaus vital bedrohliche Vergiftungen infolge nahezu vollständiger Resorption auslösen können. Die MAK-Werte werden ausgedrückt in ml/m^3 bei Gasen und Dämpfen und in mg/m^3 bei Schwebestoffen.

1.2.3.2 BAT-Werte

Für Arbeitsstoffe, die über die Lunge und/oder andere Körperoberflächen in nennenswertem Maße in den Organismus eintreten, gelten die sogenannten BAT-Werte (biologische Arbeitsstoff-Toleranz-Werte).

BAT-Werte sind als Höchstwerte für gesunde Einzelpersonen konzipiert. Sie werden unter Berücksichtigung der Wirkungscharakteristika der Arbeitsstoffe und einer angemessenen Sicherheitsspanne in der Regel für Blut und/oder Harn aufgestellt. Maßgebend sind dabei arbeitsmedizinisch-toxikologisch fundierte Kriterien des Gesundheitsschutzes.

Auch die BAT-Werte, die ja als Höchstwerte für gesunde Einzelpersonen konzipiert sind, können im Rahmen von akuten Vergiftungen nur sehr bedingt Anwendung finden und können lediglich Anhaltspunkte für eine akute Belastung liefern.

1.2.3.3 Stoffgemische

Ein besonderes Problem bei der Beurteilung von Vergiftungen stellen Stoffgemische dar. Von klinischer Seite bleibt nur die Möglichkeit, sich an Leitsymptomen zu orientieren. Die Abschätzung der Gefährlichkeit aufgrund toxikologischer Analytik ist hierbei wenig aussagekräftig, insbesondere, da sowohl MAK- wie auch BAT-Werte nur für die Exposition des reinen Stoffes gelten und nicht ohne weiteres auf Gemische übertragen werden können.

Bei der Vielzahl chemischer Noxen, die eine inhalative und/oder perkutane Vergiftung hervorrufen können, sind grundlegende Modelle zur Resorption, Metabolismus und Kinetik nur bedingt möglich.

Einige *toxikologisch relevante Grundsätze* für inhalative und perkutane Intoxikationen seien zusammengefaßt dargestellt:

Perkutane Vergiftung: Die Fettlöslichkeit einer Substanz ist der entscheidende Faktor für die Ausprägung der dermalen Vergiftung und auch die mögliche Resorption durch die Haut.

Insbesondere organische Lösungsmittel wie Tetrachlorkohlenwasserstoff, Methanol und andere erhöhen die Resorption von Substanzen durch die Haut.

Inhalative Vergiftungen: Rauchpartikel bis zu einer bestimmten Größe sowie verschiedene Gase werden durch die Lunge resorbiert. Reizgase kann man aufgrund ihrer Wasserlöslichkeit in 2 große Gruppen einteilen:

a) Wasserlösliche Gase wie beispielsweise Ammoniak rufen unmittelbar Reizsymptome hervor und entfalten ihre Wirkung vorwiegend im oberen Respirationstrakt.

b) Weniger wasserlösliche Gase wie beispielsweise Phosgen oder auch Chlorgas irritieren den oberen Respirationstrakt wenig und entfalten ihre Wirkung vorwiegend im unteren Respirationstrakt und am Lungenparenchym. Die Symptome treten oft mit erheblicher zeitlicher Latenz auf, wodurch das Ausmaß der Vergiftung initial oft verkannt wird.

Bei Inhalationsvergiftungen durch kleine Partikel ist zu bedenken, daß lediglich Partikel, die kleiner als 1 µm im Durchmesser sind, in den unteren Respirationstrakt eindringen können.

1.2.4 Andere Intoxikationswege

Im Vergleich zur peroralen, perkutanen und inhalativen Vergiftung spielen andere Wege quantitativ eine weit geringere Rolle. Bei intramuskulärem Weg gilt besonders zu beachten, daß im Schockzustand die Substanz in der Regel nicht wirksam wird und daher mit Vergiftungserscheinungen nach erfolgreicher Schockbehandlung zu rechnen ist.

Der direkteste Weg für eine Vergiftung ist die intravaskuläre Verabreichung, die in der Regel meist eine rasche klinische Symptomatik hervorruft.

Der intravenöse Weg spielt hauptsächlich auch bei Drogenmißbrauch eine Rolle.

Seltenere Vergiftungen werden durch rektale Verabreichung hervorgerufen, bei der es meist nur zu Reizerscheinungen ohne systemische Wirkung kommt. Vorwiegend im Rahmen akzidenteller Vergiftungen kommt es auch zu okulären Vergiftungen. Resorptive Intoxikationen sind hier selten zu erwarten, jedoch zum Teil schwere lokale Schädigungen.

In der Bundesrepublik Deutschland sterben ca 14 000 Menschen jährlich durch „Selbsttötung" (Suizid). Die Suizidrate ist relativ stabil, die Zahl der Versuche nimmt allerdings zu und liegt um ein Vielfaches über der Suizidrate. In der Suizidforschung gilt das Interesse sowohl perisuizidalem Verhalten, wie auch der Wahl der verwendeten Mittel.

Ab den 60er Jahren ist der Anteil überwiegend „weicher Mittel" bei Suizidversuchen wie Hypnotika, Psychopharmaka zusammen mit Alkohol auf 80% angestiegen. Die „harten Methoden" wie Schnitte, Ertränken, Erhängen, Erschießen und Stürze sind zurückgegangen, stehen aber nach wie vor bei den Suiziden an erster Stelle. In engem Zusammenhang mit dem gewählten Mittel ist die Frage des Risikos zu sehen. Hier muß das subjektive von dem objektiven Risiko unterschieden werden. Vom medizinischen Standpunkt aus kann eine Intoxikation objektiv harmlos sein, der intoxikierte Patient war jedoch bei der Suizidhandlung subjektiv von der Gefährlichkeit des Medikaments überzeugt.

Suizid und Suizidversuch gehören nicht unbedingt und direkt zusammen. Manche Autoren belegen den als „cry for help" bezeichneten Suizidversuch auch mit dem Terminus Parasuizid.

Die Trennung hinsichtlich des psychodynamischen Stellenwertes in Suizid und Suizidhandlung bzw. Selbstmord und Selbstmordversuch respektive Parasuizid ist nicht unbedenklich, da es fließende Übergänge zwischen den Verhaltensweisen gibt. Prinzipiell vollzieht sich die Einteilung der suizidalen Entwicklung in drei Stadien:

I. Erwägung,
II. Ambivalenz,
III. Entschluß.

Im Stadium I spielen sowohl psychodynamische Faktoren als auch suggestive Momente eine große Rolle.

Das Stadium II ist geprägt durch Kampf zwischen Selbsterhaltung und Selbstzerstörung und häufig durch Appelle gekennzeichnet.

Erst im Stadium III kommt es, meist nach einer Phase der Beruhigung, zum Entschluß.

Aus einer Vielzahl von Beobachtungen arbeitete der Suizidforscher Ringel das präsuizidale Syndrom heraus, das sich unabhängig von der psychiatrischen Diagnose zur Beurteilung der Suizidalität bewährt hat. Dieses präsuizidale Syndrom weist in jedem Fall auf einen psychopathologischen Zustand hin und gliedert sich folgendermaßen:

1. Einengung
   – situative Einengung
   – dynamische Einengung

- einseitige Ausrichtung der Aperzeption, Assoziation, Affekte, Verhaltensmuster und Reduktion der Abwehrmechanismen
- Einengung der zwischenmenschlichen Beziehungen
- Einengung der Wertwelt.

2. Aggression
- gehemmte und gegen die eigene Person gerichtete Aggression, Aggressionsumkehr.

3. Suizidphantasien
- die Vorstellung tot zu sein.

Prävention und Krisenintervention stützen sich auf die Erkennung suizidgefährdeter Personen. Nach eigenen Untersuchungen lassen sich jedoch keine zeitlichen Zuordnungen von vorangegangenen Arztbesuchen zum Suizidversuch nachweisen. Die vorherrschende Motivstruktur bei parasuizidalen Patienten ist die abnorme Erlebnisreaktion im Sinne der exogen bedingten reaktiven Depression.

Trotz der Fortschritte auf somatischem Gebiet hat die psychologische, psychotherapeutische und psychosoziale Nachsorge von Suizidenten noch nicht die Bedeutung erlangt, die der Problematik angemessen wäre. Immerhin befassen sich ca. 30% der Patienten nach Klinikentlassung wieder mit Suizidgedanken und ca. 10% planen eine erneute Suizidhandlung und führen sie auch durch.

Gefordert ist neben der medizinischen apparativen Therapie die Einleitung und Bahnung milieu-therapeutischer Maßnahmen. Diese Behandlung kann nur in einem Team von Psychotherapeuten, Psychiatern, Seelsorgern, Sozialarbeitern und unter Einbeziehung von Angehörigen und freiwilligen Helfern durchgeführt werden.

Die Rechtsprechung ist uneinheitlich, jedoch sollte in jedem Fall von Suizidversuch und parasuizidaler Handlung vor Entlassung des Patienten ein Psychiater hinzugezogen werden oder ein einschlägig ausgebildeter Mediziner.

3.1   Klinische Diagnostik

Die wesentlichen vier Möglichkeiten für die Diagnostik einer Vergiftung sind:
  Inspektion
  Befragen
  Klinischer Befund
  Telefonische Giftinformation.

Inspektion der Umgebung des Patienten

Der erste Schritt ist die Inspektion der Umgebung des Erkrankten. Leere Arzneimittelpackungen, Flaschen oder Gläser mit suspektem Inhalt liefern häufig den entscheidenden Verdacht auf das Vorliegen einer Vergiftung. Suspekte Materialien sind in jedem Fall für die toxikologische Analyse zu asservieren.

Befragen des Patienten oder der Umgebungspersonen

Die Befragung konzentriert sich auf die sechs „W": Wer, Was, Wann, Wie, Wieviel, Warum.

Telefonische Giftinformation

Bei Verdacht auf das Vorliegen einer Intoxikation bieten die telefonischen Giftinformationen sowohl differentialdiagnostische als auch differentialtherapeutische Hilfe an. Die bundeseinheitliche Rufnummer ist: Vorwahl plus 19 240 (zum Beispiel Mainz: 06131 – 19 240).

Klinischer Befund

Die Deutung der Befunde wird durch die Vielzahl der in Frage kommenden Noxen erschwert. Es gibt jedoch Symptome, die bei akuten exogenen Intoxikationen besonders häufig vorkommen und damit charakteristisch für das Vorliegen spezieller Vergiftungen sind, vor allem, wenn zwei oder mehrere dieser Symptome gleichzeitig auftreten. Typische Symptome bei Vergiftungen sind:

1. Zentral-nervöse und peripher-nervöse Störungen.
2. Akute gastrointestinale Störungen
3. Auffälliger Foetor
4. Hautläsionen
5. Arrhythmien
6. Temperaturregulationsstörungen

Diese Vergiftungssymptome kommen bei 90% aller klinisch behandelten Vergiftungsfälle vor.

1. Zentral-nervöse und peripher-nervöse Störungen durch Intoxikationen können als zentral-nervöse Depressionen in Form von Bewußtseinsstörungen über Somnolenz, Sopor bis hin zum Koma oder auch als Exzitation in Form von Unruhe, Verwirrtheit, Rausch und Erregungszuständen und mit Tremor bis hin zu generalisierten Krampfanfällen auftreten.

Für die Bedeutung zentral-nervöser Störungen bei Schlafmittelvergiftungen ist es wichtig zu wissen, daß Exzitationserscheinungen nicht nur im Aufwachstadium wie bei der klassischen Barbituratvergiftung vorkommen, sondern daß Hypermotorik und tonisch-klonische Krämpfe bei bestimmten Substanzen auch auf dem Höhepunkt der Vergiftung auftreten können. Hierzu zählen insbesondere:

- Diphenhydramin
- Isoniacid (INH)
- Methaqualon
- Trizyklische Antidepressiva,

bei denen das Auftreten generalisierter Krämpfe nahezu pathognomonisch ist. Typische neurologische Störungen mit Zuordnung zu bestimmten Substanzen finden sich in Tab. 3.**1** – 3.**4**.

Tab. 3.**1** Automone Syndrome, Erfolgsorgan bzw. Auswirkungen

	Blutdruck	Puls	Pupillen-größe	Schwitzen	Peristaltik	Beispiel
alpha-adrenerg	++	–/0	++	+	0/–	Phenylephrin, Methoxamin
beta-adrenerg	±	++	0	0	0	Terbutalin, Orciprenalin, Theophyllin
gemischt-adrenerg	++	++	++	++	0/–	Amphetamine
sympatholytisch	–	–	–	–	0/–	Clonidin, Hypnotika, Opiate, Alkohol
nicotinartig	+	++	±	++	++	Organophosphate
muscarinartig	0/–	––	––	++	++	Bethanechol, Organophosphate
gemischt-cholinerg	±	±	––	++	++	Organophosphate
anticholinerg	+/0	++	++	––	––	Antidepressiva, Antihistaminika, Atropin

Symbole: + = erhöht
– = erniedrigt
0 = variabel oder kein Effekt

Tab. 3.**2** Augenstörungen bei Vergiftungen und differentialdiagnostisch wichtigen Erkrankungen

Erweiterte Pupillen

Sympathomimetika	*Anticholinergika*
Amphetamine	Atropin
Coffein	
Cocain	
Dopamin	Antihistamine
LSD	
MAO-Inhibitoren	Gluthetimid
(Nicotin)	Trizyklische Antidepressiva

Verengte Pupillen

Sympatholytika	*Cholinergica*
Barbiturate	(Nicotin)
Clonidin	Organophosphate
Hypnosedative Substanzen	Phencyclidin
Ethanol	**Häufige andere Ursachen**
Hypothermie	Hitzschlag
Isopropylalkohol	Narkotika
Phenothiazine	pontine Läsionen

Nystagmus

Sympatholytika	*Cholinergica*
Barbiturate	Organophosphate
Carbamazepin	
Ethanol	
Ethylenglykol	Phencyclidin
Lithium	
Phenytoin	Strychnin (dosisabhängig)

Tab. 3.**3** Bewegungsstörungen im Rahmen akuter Intoxikationen

Substanz	Manifestation
Amphetamine	Hyperkinesien
Amoxapin	Parkinsonismus
Antihistaminika	orofaciale Dystonie
Butyrophenon	Parkinsonismus
Coffein	Myoklonien
Carbamazepin	orofaciale Dystonie
Kohlenmonoxid	Parkinsonismus
Chloroquin	Zungenvorwölbung
Cocain	Tremor, Zuckungen
Lithium	Lippenzucken, Zungendystonie
Methaqualon	Rigidität, Hypertonie
Organophosphate	Faszikulationen
Pethidin	Tremor, Muskelzucken
Phenothiazine	orofaciale und andere Dystonien
Phenytoin	Choreostatose, orofac. Dystonie
Trizykl. Antidepressiva	Myoklone Zuckungen

Tab. 3.**4** Psychopathologische Störungen bei Vergiftungen

Substanzen	Manifestation
Amantadin	Agitiertheit, Delirium
Amphetamine	Agitiertheit, Angst, Psychose
Anticholinergica	Delirium, Halluzinationen
Antihistaminika	visuelle Halluzinationen
Atropin	Unruhe, Angst
Coffein	Angst, Psychose
Kohlenmonoxid	Verwirrtheit, Delirium
Cimetidin	Halluzinationen, Delirium
Cocain	Agitiertheit, Psychose
Digitalis	Delirium, Psychose
Disulfiram	Delirium, paranoide Psychose
Ethanol	Agitiertheit, Halluzinationen, Delirium
Lidocain	Agitiertheit, Verwirrtheit
Lithium	Delirium
LSD	Halluzinationen, Psychose
Marihuana (THC)	Angst, Halluzinationen
Organ. Lösungsmittel	Halluzinationen
Procain	Angst, Psychose
Salicylate	Agitiertheit, Verwirrtheit, Halluzinationen
Theophyllin	Angst, Agitiertheit

Das Auftreten peripherer Neuropathien im Zusammenhang mit akuten Intoxikationen ist sicher häufig, jedoch im Rahmen des oft komplexen Gesamtbildes schwer zu diagnostizieren und von untergeordneter Bedeutung. Periphere Neuropathien spielen – insbesondere auch im Hinblick auf die therapeutischen Konsequenzen – bei chronischen Vergiftungen eine größere Rolle. Sie sind dosisabhängig und in Abhängigkeit von der Langzeitexposition auch reversibel. Typischerweise sind medikamenteninduzierte periphere Neuropathien generalisiert und ausgelöst durch axonale Degeneration. Tab. 3.5. gibt eine Übersicht über die bedeutendsten Substanzen, bei denen mit einer peripheren Neuropathie zu rechnen ist.

Tab. 3.**5**   Medikamenteninduzierte periphere Neuropathien

Amiodaron	Isoniacid
Chloroquin	Lithium
Disulfiram	Metronidazol
Ethanbutol	Phenytoin
Gluthetimid	Pyridoxin
Gold	Thalidomid
Hydralazin	Tryptophan
Indomethazin	Vinca-Alkaloide

Die Klassifizierung des Vergiftungsgrades erfolgt insbesondere für Hypnotika und Psychopharmaka gemäß der Stadieneinteilung nach Proudfood, die sich an der Bewußtseinstrübung orientiert:

Stadium	Zustand des Patienten
O	bewußtseinsklar
I	schläfrig, ansprechbar
II	bewußtlos, Reaktion auf leichte Schmerzreize
III	bewußtlos, Reaktion auf starke Schmerzreize
IV	bewußtlos, keine Reaktion auf Schmerzreize

▬▬▬ Atmung und Kreislauf werden unabhängig davon beurteilt.

2. Akute gastrointestinale Störungen. Akute gastrointestinale Erscheinungen wie Übelkeit, Brechreiz sowie Erbrechen und Durchfälle, die auch blutig sein können, kommen bei einer Vielzahl von Noxen vor. Typisch für solche Intoxikationen ist die Kombination mit Zeichen einer akuten Nieren- oder Leberzellschädigung. Hierzu zählen insbesondere Vergiftungen mit chlorierten Kohlenwasserstoffen, Pilzintoxikationen sowie Paracetamol-Vergiftungen.

3. *Auffälliger Foetor ex ore* oder ein auffälliger Geruch des Erbrochenen kann den Erfahrenen auf die Möglichkeit einer Vergiftung hinweisen und ist darüber hinaus differentialdiagnostisch zum Ausschluß endogener Komata verwertbar.

4. *Hautläsionen* bis hin zur Blasenbildung finden sich bei Schlafmittelvergiftungen und auch bei Psychopharmaka-Intoxikationen. Die Hautläsionen sehen aus wie bei Verbrennungen. Im Blaseninhalt kann die eingenommene Substanz toxikologisch analysiert werden. Diese sogenannten Schlafmittelblasen treten nach mindestens 12 Stunden Liegedauer auf und sind zum Teil durch Lage und Druck bedingt, zum Teil durch die bei Schlafmittel- und Psychopharmaka-Intoxikationen auftretenden Zellpermeabilitätsstörungen.

Säuren und Laugen, aber auch Oxidationsmittel können akut zu Hautläsionen führen. Solche Hautveränderungen können diagnostisch verwertbar sein. Schließlich können Einstichstellen bei Verdacht auf Drogenintoxikation differentialdiagnostisch weiterhelfen.

5. *Arrhythmien* sind besonders dann auf Vergiftungen verdächtig, wenn sie unter Berücksichtigung von Alter sowie Vorgeschichte unerwartet auftreten. Im Rahmen der klinischen Diagnostik sind darüber hinaus EKG-Veränderungen diagnostisch verwertbar (siehe hierzu Tab. 3.**6**).

Tab. 3.**6**   EKG-Veränderungen bei Vergiftungen

Bradykardie, AV-Block
Digitalis
Lithium
Insektizide
Trizyklische Antidepressiva

sinus- oder supraventrikuläre Tachykardie
Adrenergika
Anticholinergika
Benzodiazepine
Theophyllin
Ethanol

ventrikuläre Tachykardie
Amphetamine
Cocain
Digitalis
Theophyllin
Trizyklische Antidepressiva
Phenothiazine

QRS und/oder QT-Verlängerung
Amantadin (QRS)
Arsen (QT)
Diphenhydramin (QRS)
Lithium (QRS, QT)
Chinidin (QRS, QT)
Trizyklische Antidepressiva (QRS, QT)
Thallium (QT)

6. *Temperaturveränderungen* können vorkommen in Form von Hyper- wie auch in Hypothermien (siehe hierzu Tab. 3.**7** u. 3.**8**).

Tab. 3.**7** Hyperthermien

Direkt zentral	**Muskuläre Hyperaktivität**
Anticholinergika	Amphetamine
Antihistaminika	Alkohol
Antipsychotika	Lithium
Trizyklische Antidepressiva	LSD
	Trizyklische Antidepressiva
Anstieg des Metabolismus	
Pentachlorphenol	
Salicylate	
Schilddrüsenhormone	

Tab. 3.**8** Hypothermien

Häufige Zustände und Substanzen	
Alkohole	Hypnotika
Hypoglykämie	Narkotika
Phenothiazine	Trizyklische Antidepressiva

3.2 Laborchemische Diagnostik

Neben den direkten Nachweismöglichkeiten eines Giftes kommt der klinisch-chemischen Untersuchung eine nicht zu unterschätzende differentialdiagnostische Bedeutung zu.

Zum einen sind einige Laborparameter richtungweisend für bestimmte Vergiftungen, zum anderen sind sie zur differentialdiagnostischen Abschätzung hilfreich (siehe hierzu Tab. 3.**9**).

Intoxikationen, die eine deutliche Abweichung von den Serumnormalwerten hervorrufen können und/oder metabolische Azidose sind in Tab. 3.**10** u. 3.**11** zusammengestellt.

Tab. 3.**9** Klinisch-chemische Diagnostik bei Vergiftungen

Laborparameter	Bedeutung
Blutzucker ↑↑ oder ↓↓	DD: Diabet. Stoffwechselentgleisung siehe hierzu auch Tab. 3.**10**
Elektrolyte	siehe hierzu gesonderte Tab. 3.**10**
Qick u. AT III Ammoniak	DD: Leberparenchymschaden mit Synthesestörung und/oder Coma hepaticum anderer Genese Knollenblätterpilz-Intoxikation oder Intox. mit hepatotoxischen Substanzen (z. B. Paracetamol)
Blutbild	Basisdiagnostik, DD: Anämie
Kreatinin im Serum ↑	DD: Coma uraemicum
Blutgasanalyse	Substanzinduzierte Acidosen zeigt gesonderte Tab. 3.**11**
Cholinesterase ↓	Zusammen mit typischem Vergiftungsbild beweisend für Alkylphosphat-Intoxikationen DD: Schwere Lebersynthesestörung anderer Genese
Creatinkinase (CK) ↑	sehr häufig erhöht bei Schlafmittel- und Psychopharmaka-Intox. Rhabdomyolyse (häufig bei den genannten Intoxikat. und Ethanol)
Ethanol	DD: Hypnotika- und Psychopharmaka-Intox. Verstärkt Intoxikationsbild

Unabhängig hiervon ist selbstverständlich in Abhängigkeit vom Zustand und von der Erkrankung des Patienten eine weiterreichende gezielte laborchemische Diagnose indiziert.

Tab. 3.**10** Intoxikationen, die eine deutliche Abweichung von den Serum-Normalwerten hervorrufen können

Hyperglykämie	*Hypoglykämie*
Aceton	Betablocker
Coffein	Insulin
Eisen	orale Antidiabetika
LSD	Phenothiazine
Theophyllin	Salicylate

Kaliumverschiebung	
Hyperkaliämie	*Hypokaliämie*
Alphaadrenergika	Adrenalin
Betablocker	Barium
Digitalis ⁻	Betaadrenergika
Fluoride	Coffein
Lithium	Theophyllin

Tab. 3.**11**   Metabolische Azidose ohne Vorliegen eines Schocks

Acetylen	Isoniacid (INH)
Alkohole	Kohlenmonoxid
Betaadrenergika	(Laugen)
Coffein	(Säuren)
Colchicin	Salicylate
Cyanide	Theophyllin
Formaldehyd	

3.3   Toxikologische Diagnostik

3.3.1   Schnelltests

Für den direkten Nachweis von Giften stehen eine begrenzte Anzahl von einfachen Schnelltests zur Verfügung, die auch bettseitig durchzuführen sind und keinen apparativen Aufwand erfordern. Eine Übersicht hierzu findet sich in Tab. 3.**12**.

3.3.2   Semiquantitative Verfahren

Die in der Regel halbquantitativen Verfahren beruhen auf einer Antigen-Antikörperreaktion. Die gebräuchlichsten Systeme sind das „Encyme multipled Immunoassay Technique" (EMIT) sowie das Fluoreszenz-Polarisations-Immunossay (FPIA). Derzeit verfügbare EMIT-Tests zum Nachweis im Serum und Urin stehen für folgende Medikamentengruppen zur Verfügung:
Barbiturate
Benzodiazepine
Opiate
Cannabinoide
Amphetamine
Phencyclin
Ethanol
Methadon.
Die Empfindlichkeit der Urintests ist größer als die der Serumtests. Die Ergebnisse der Untersuchungen im Serum müssen immer kritisch gewertet werden, da insbesondere bei den Barbituraten und Benzodiazepinen sowie auch den trizyklischen Antidepressiva zum Teil erhebliche Empfindlichkeitsunterschiede der einzelnen Medikamente innerhalb der Gruppen bestehen. Entscheidend ist dabei auch die therapeutische Obergrenze einzelner Gruppenvertreter.

Tab. 3.**12** Schnelltests bei Vergiftungen

Substanz	Test	Material	Durchführung und Ergebnis
Knollenblätterpilze	Lignintest	Pilz	Pilz auf nicht beschichtetes Zeitungspapier drücken – Stelle markieren – Beträufeln mit 10 %iger Salzsäure – Violettfärbung wenn pos.
Paraquat Diquat	Na-dithionit	Urin	Urin mit 0,5 ml NaOH alkalisieren (pH > 8) Grünverfärbung: Diquat Blauverfärbung: Schwach – Paraquat Violettverfärbung: Stark – Paraquat
Säure Lauge	Indikatorpapier-Teststreifen	in Frage kommende Substanz	In Flüssigkeit eintauchen. Farbreaktion nach Skala beurteilen. Cave: Oxidationsmittel verfälschen Ergebnis !
Methadon Benzodiazepine Cocain Amphetamin Opiate Cannabinoide	Triage™ (Fa. Merck) oder Toxi Quick™ (Fa. Biomer)	Urin	einzeln verpackte Testkassetten Teststreifen für jede Substanz
Organische Lösungsmittel	Dichte (d) Wasserlöslichkeit	in Frage kommende Substanz	Reagenzglas mit Wasser – Lös.-mittel vorsichtig an der Glaswand herunterfließen lassen und schütteln. Ergebnis: d < 1 u. wasserlöslich (z. B. Ketone, Alkohole) d < 1 u. unlöslich (z. B. Benzin, Alkane) d > 1 u. wasserlöslich (z. B. Glykol, Glycerin) d > 1 u. unlöslich (z. B. Dichlorethan)

3.3.3 Schadstoffanalytik in der Luft

Die Möglichkeit von Gasanalytik und Luftuntersuchung spielt im klinischen Bereich eine eher untergeordnete Rolle.

Mit dem Gasspürsystem nach Dräger ist es jedoch möglich, bei Verdacht auf Ingestion organischer Lösungsmittel aus dem Asservat oder aus der Atemluft diese Substanzen nachzuweisen. Auch bei Unfällen mit Reinigungsmitteln ist die Bestimmung von Trichlorethylen oder Tetrachlorethylen möglich. Eine gewisse Relevanz kommt den Dräger-Gasspürgeräten auch bei Vergiftungen im Rahmen von Bränden zu, da mit entsprechenden Dräger-Röhrchen Kohlenmonoxid in der Ausatemluft nachgewiesen werden kann und auch der Nachweis von Cyaniden möglich ist. Hierzu werden 1 ml Blut mit ca. 1 ml 10%iger Schwefelsäure vermischt. Das bei dieser Mischung enstehende Gas kann mit einem Cyanid-Gasspürröhrchen erfaßt werden.

3.3.4 Quantitative Analysen

Weiterreichende therapeutische Konsequenzen, wie insbesondere extrakorporale Verfahren, erfordern die quantitative toxikologische Analytik.

Der quantitative Nachweis von Giften erfordert eine größere apparative Ausstattung und kann nur in speziell dafür eingerichteten toxikologischen Labors durchgeführt werden. Die zur Verfügung stehenden Verfahren sind:

Photometrie
Gaschromatographie (GC)
Atomabsorptionsspektrometrie (AAS).

Die photometrischen Verfahren werden allgemein eingesetzt zur Bestimmung von

1. Carboxyhämoglobin
2. Diquat
3. Paracetamol
4. Paraquat
5. Salicylaten.

Am weitesten verbreitet ist die Gaschromatographie (GC) zur Trennung und Bestimmung verdampfbarer Stoffe. Mit der Gaschromatographie wird üblicherweise die weitaus größte Zahl der Substanzen aus folgenden Gruppen bestimmt:

1. Analgetika
2. Antihypertensiva

3. Cardiaca
4. Opiate und Opioide
5. Psychopharmaka
6. Schlafmittel
7. Weckamine.

Ein Verfahren, welches sehr empfindlich und vor allem in der Lage ist, unbekannte Substanzen zu identifizieren, ist die Kombination von Gaschromatographie und Massenspektrometrie (GC-MS). Die GC-MS-Methode setzt jedoch sowohl große Erfahrung als auch einen hohen apparativen Aufwand voraus, und ihr verbreiteter Einsatz scheitert in vielen toxikologischen Bereichen an der apparativen und personellen Intensität, die diese Bestimmungsmethode erfordert.

Zum quantitativen Nachweis von Schwermetallen wird die Atomabsorptionsspektrometrie (AAS) eingesetzt. Insbesondere folgende Schwermetalle sind auch bei chronischen Vergiftungen von Bedeutung:

1. Arsen
2. Blei
3. Cadmium
4. Kupfer
5. Quecksilber
6. Thallium
7. Zink

Hinweis: Da apparative Ausstattung und Methodik je nach toxikologischem Labor sehr variieren, ist es sinnvoll, sich mit dem untersuchenden Labor abzusprechen, um ausreichende Mengen des zu untersuchenden Materials (Asservat, Serum, Urin) bereitstellen zu können. Auch hier helfen die Giftinformationszentren weiter.

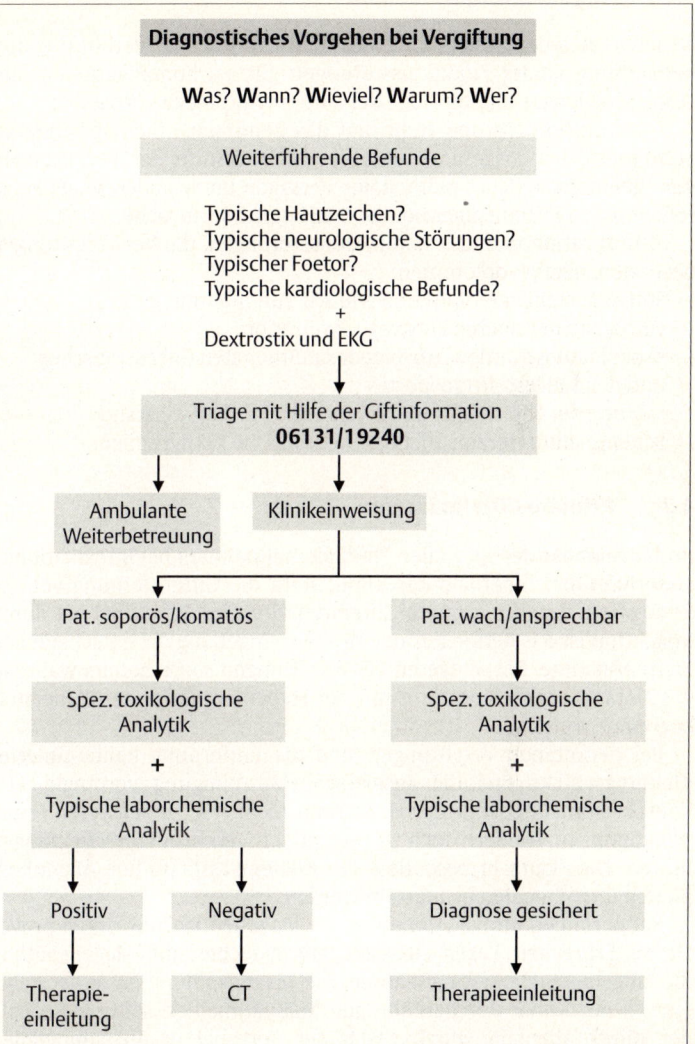

Diagnostisches Vorgehen bei Vergiftung

Was? **W**ann? **W**ieviel? **W**arum? **W**er?

Weiterführende Befunde

Typische Hautzeichen?
Typische neurologische Störungen?
Typischer Foetor?
Typische kardiologische Befunde?
+
Dextrostix und EKG

Triage mit Hilfe der Giftinformation
06131/19240

Ambulante
Weiterbetreuung

Klinikeinweisung

Pat. soporös/komatös

Pat. wach/ansprechbar

Spez. toxikologische
Analytik
+
Typische laborchemische
Analytik

Spez. toxikologische
Analytik
+
Typische laborchemische
Analytik

Positiv

Negativ

Diagnose gesichert

Therapie-
einleitung

CT

Therapieeinleitung

4.1 Allgemeine Maßnahmen

Neben den lebensrettenden Sofortmaßnahmen zur Verhütung und Behandlung vitaler Funktionsstörungen gilt es, Komplikationen und Organschäden als direkte Folge der Gifteinwirkung zu vermeiden.

Ganz im Vordergrund steht hier das Bemühen, eine Aspiration zu verhindern. Bei insgesamt niedriger Letalitätsrate der Vergiftungen von weniger als 1 % ist pulmonales Versagen unter anderem als Folge schwerer Aspirationspneumonien die Haupttodesursache.

Komplikationen und Vitalfunktionsstörungen, die bei Vergiftungen besonders häufig vorkommen:
– Störungen der Atemfunktion wie z. B. Atemlähmung
– Verlegung der oberen Luftwege, Aspiration
– Bronchialobstruktion, Störung des pulmonalen Gasaustausches und des Sauerstofftransportes
– Störung der Kreislauffunktion wie z. B. Kreislaufstillstand
– Schock, akute Herzinsuffizienz, bedrohliche Arrhythmien.

4.2 Primäre Giftelimination

Im Mittelpunkt der speziellen Therapiemaßnahmen bei Intoxikationen außerhalb und innerhalb der Klinik steht die Giftentfernung vor der Resorption, d. h. die primäre Giftelimination. Bei Giftaufnahme durch Inhalation ist das Retten aus der giftigen Umgebung die entscheidende Erstmaßnahme. Bei schweren CO-Vergiftungen sollte bereits während des Notarztwagentransportes mit der Hyperventilation mit Sauerstoff begonnen werden.

Bei perkutanen Vergiftungen sind die Entfernung kontaminierter Kleidungsstücke und die ausgiebige Hautreinigung vorrangig. Der Kontakt von Giften mit der Haut kann nicht nur zu schweren Hautschädigungen, sondern auch zu resorptiven Vergiftungserscheinungen führen. Dies kann insbesondere bei Kohlenwasserstoffen, Alkylphosphaten und Phenolen bedeutsam werden.

Bei peroralen Intoxikationen ist die Magenentleerung durch provoziertes Erbrechen, Legen eines Magenschlauches und Magenspülung die entscheidende Erstmaßnahme. Die Magenspülung ist in der Regel eine in der Klinik durchzuführende Maßnahme; sie sollte außerhalb der Klinik allenfalls durch geschultes Personal in Ausnahmefällen durchgeführt werden. Das provozierte Erbrechen ist eine Sofortmaßnahme, die bei Einhaltung der Regel über Vorbedingungen und Durchführung auch außerklinisch eine wirksame und praktisch komplikationslose Methode darstellt.

PRO UND CONTRA Bis vor kurzem waren die Magenspülung und provoziertes Erbrechen Standardtherapie bei allen Patienten mit oraler Vergiftung. Neuere Untersuchungen belegen, daß eine Resorptionsverhinderung auch durch alleinige, quantitativ ausreichende Kohlegabe zu erzielen ist. Dies hängt jedoch von der eingenommenen Substanz und der Ingestionslatenz ab. Ein genereller Verzicht auf Eliminationsmaßnahmen ist nicht möglich. Die Entscheidung erfolgt im Individualfall und bedarf der kritischen Überprüfung. Hier helfen die Giftinformationszentralen.

4.2.1 Provoziertes Erbrechen

Erbrechen kann durch Gabe hypertoner Kochsalzlösung oder durch Gabe von Ipecacuanha-Sirup hervorgerufen werden. Die Apomorphin-Emesis sollte heute nicht mehr praktiziert werden. Die Salzwasseremesis nur noch in Ausnahmefällen und dort, wo Ipecacuanha-Sirup nicht verfügbar ist. Für das provozierte Erbrechen gelten 6 Vorbedingungen bzw. Kontraindikationen.

1. *Von seiten des Patienten:* Der Patient muß ansprechbar und kooperativ sein. Bei starker Bewußtseinstrübung oder Bewußtlosigkeit besteht die Gefahr der Aspiration. Die therapeutische Alternative ist die Magenspülung.
2. *Säuren und Laugen:* Ätzende Substanzen stellen grundsätzlich eine Kontraindikation für das Auslösen von Erbrechen dar, da durch die Regurgitation die Gefahr der Schädigung von Oesophagus und Trachea besteht.
3. *Schaumbildner:* Bei der Ingestion von Schaumbildnern darf Erbrechen nicht ausgelöst werden, da bereits geringe Mengen von Schaum zur Aspiration und damit zu schweren respiratorischen Störungen führen können. Hier ist die Alternative die Gabe von Entschäumern, d. h. Polysiloxanen.
4. *Organische Lösungsmittel:* Bei Ingestion von organischen Lösungsmitteln oder Mineralölprodukten besteht ebenfalls die Gefahr der Aspiration mit schwerer Lungenschädigung, auch bei geringen Mengen. Therapie der Wahl ist hier Aktivkohle als Adsorbens.
5. *Substanzen, die schnell zu Bewußtseinseintrübung führen sowie trizyklische Antidepressiva,* bei denen ein rascher Wechsel von Wachheit und Eintrübung vorherrscht.
6. *Paraquat, Diquat und Alkylphosphate.*

4.2.1.1 Technik des Ipecacuanha-Erbrechens

Die Induktion des Erbrechens mit Ipecacuanha-Sirup setzt sich auch bei Erwachsenen immer mehr durch. Die Dosierung liegt bei 20–30 ml Sirup. Nach Einnahme gibt man 100–200 ml Wasser oder Saft zu trinken. Bis zum Eintritt der Emesis können jedoch 20 Minuten vergehen.

4.2.1.2 Technik des Salzwasser-Erbrechens

Zur Auslösung der Salzwasser-Emesis gibt man hypertone Kochsalzlösung (2 Eßl. Kochsalz auf 1 Glas Wasser). Mit dem Eintritt des Erbrechens ist innerhalb von 10 Minuten zu rechnen. Kommt es lediglich zu kräftigem Würgen ohne Erbrechen, kann durch Trinken von reichlich Wasser ein produktives Erbrechen herbeigeführt werden. Evtl. kann das Erbrechen auch durch zusätzliche mechanische Reizung der Rachenwand ausgelöst oder intensiviert werden. Es darf keine Wiederholung der Salzwassergabe erfolgen.

4.2.2 Magenspülung

4.2.2.1 Indikation zur Magenspülung

Die Magenspülung ist indiziert:
- wenn stärkere Bewußtseinstrübung oder Bewußtlosigkeit und damit höhere Aspirationsgefahr besteht,
- wenn hochtoxische Substanzen wie z.B. Insektizide und Herbizide eingenommen wurden. In diesen Fällen ist die Magenspülung auch nach vorangegangenem spontanen Erbrechen durchzuführen,
- wenn die provozierte Emesis erfolglos war.

Eine essentielle Voraussetzung für die Magenspülung ist die Möglichkeit zur endotrachealen Intubation. Diese ist immer dann indiziert, wenn:
- die Schutzreflexe des Rachens (Würge-, Schluck-, Hustenreflex) abgeschwächt oder aufgehoben sind,
- eine Ateminsuffizienz besteht,
- organische Lösungsmitel oder Mineralölprodukte ingestiert wurden,
- Alkylphosphate, Paraquat und Diquat eingenommen wurden.

Eine Magenspülung ist ebenso wie Erbrechen kontraindiziert bei fortgeschrittenen Säure- und Laugenvergiftungen (mehr als 2 Stunden nach Ingestion), bei denen eine erhöhte Perforationsgefahr besteht oder eine Perforation nach dem klinischen Bild bereits eingetreten ist. In der frühen Phase ist die Magenspülung jedoch möglich und sollte im Zweifelsfall nach endoskopischer Kontrolle des Magens durchgeführt werden.

Wegen der bei schweren Hypnotika- und Psychopharmaka-Intoxikationen zum Vergiftungsbild gehörenden Magen-Darm-Atonie kann eine Magenspülung auch noch nach 24 Stunden sinnvoll sein.

4.2.2.2 Technik der Magenspülung

1. Herstellung einer leichten Kopftieflagerung von 15–20°. Die Spülung kann beim nicht intubierten Patienten auch in Seitenlage erfolgen.
2. Auswahl eines großlumigen Magenschlauches.
3. Gleitfähigmachen des Schlauches mit Wasser, Gel oder Spray und *orales* Einführen des Schlauches.
4. Lagekontrolle des Schlauches durch Luftinsufflation und Auskultation im Epigastrium.
5. Magenentleerung durch Drainage und Aspiration, Asservieren von Mageninhalt.
6. Magenspülung unter Kontrolle der instillierten und abgeleiteten Flüssigkeitsmenge beim Erwachsenen, fraktioniert in Portionen von 200–300 ml körperwarmes Wasser bis zu einer Gesamtmenge von mindestens 15–20 Litern. Bei Alkylphosphatintoxikationen sowie Paraquat-Intoxikationen ist eine Magenspülung mit mindestens 100 Litern Wasser obligat.
7. Nach Beendigung der Spülung: Abklemmen und Entfernung des Magenschlauches.

4.2.3 Kohlegabe

Universaladsorbens ist Carbo medicinalis. Die Kohle hat alle anderen Adsorbenzien verdrängt, auch wenn die Adsorptionskapazität für verschiedene Substanzen unterschiedlich ist.

Kohle nie über den Magenschlauch, sondern nach Einführen einer nasogastralen Verweilsonde Instillation einer adäquaten Dosis Aktivkohle zur Adsorption. Beim komatösen Erwachsenen beträgt die Mindestdosis 30 Gramm. Cave Erbrechen; deshalb langsam und fraktioniert verabreichen.

Für eine Reihe von Substanzen liegen gesicherte Daten vor, die beweisen, daß eine wiederholte Kohlegabe die Elimination deutlich verkürzt.

Diese sind:

Carbamazepin
Digitoxin
Digoxin
Meprobamat
Paracetamol
Phenytoin
Trizyklische Antidepressiva
Valproat

4.2.4 Forcierte Diarrhoe

Die Entfernung von Giftsubstanzen auch aus tieferen Darmabschnitten gehört neben der Emesis oder der Magenspülung obligat zur primären Giftelimination. Nach provoziertem Erbrechen und Kohlegabe bei wachen Patienten empfiehlt sich die Gabe von Natriumsulfat (Glauber-salz).

Dosierung: 15–30 Gramm (1–2 Eßl. auf 100 ml Wasser).

Nach Magenspülung und Kohlegabe ist eine effektive forcierte Diarrhoe besser mit einem Osmotherapeutikum zu erzielen.

Dosierung: 250 ml 40%ige Sorbitlösung langsam über Magensonde und als Einlauf.

Abführmittel, die die Resorption beschleunigen, sind gerade deswegen nicht anzuwenden.

Die Möglichkeit von Erbrechen und Blutdruckabfall durch hohe Flüssigkeitsverluste macht eine strenge Überwachung des Patienten erforderlich.

4.3 Sekundäre Giftelimination

Maßnahmen zur Entfernung von Giftsubstanzen aus dem Blut nach der Resorption werden als sekundäre Giftelimination bezeichnet. Unter diesem Begriff sind forcierte Diurese und apparative Verfahren subsummiert. Voraussetzung für den sinnvollen Einsatz solcher Detoxifikationsverfahren ist die Kenntnis von Resorptionskinetik, Metabolismus, Verteilungsvolumen und Elimination der zu entfernenden Substanz. Während die forcierte Diurese bei *entsprechender Indikation* auch in weniger schweren Fällen als zusätzliche Maßnahme relativ großzügig angewendet werden kann, muß sich die Indikation zur extrakorporalen Entgiftung immer auf folgende Kriterien stützen:

1. Klinisch-internistischer und klinisch-neurologischer Befund
  – Bestehende oder trotz Therapieeinleitung zunehmende respiratorische Insuffizienz.
  – Bestehende oder trotz Therapieeinleitung zunehmende hämodynamische Insuffizienz.
  – Bestehende oder trotz Therapieeinleitung zunehmende neurologische Symptomatik, in erster Linie Komavertiefung.

2. Neurologische Zusatzuntersuchung
  – Elektroenzephalogramm mit Vorliegen medikamentös bedingter spezifischer Veränderungen, wie beispielsweise Burst-Suppression-Muster bei Hypnotika-Intoxikation.
  – Neurologisch-elektrophysiologische Untersuchungen, wie z.B. repetitive Muskelreizung bei Organophosphat-Intoxikationen.

3. Kritische bzw. gefährliche Blutkonzentrationen

Sind mindestens zwei der genannten Voraussetzungen erfüllt, ist die Indikation als gesichert zu betrachten.
Der Einsatz eines extrakorporalen Verfahrens setzt immer die suffiziente primäre Giftelimination voraus und ersetzt diese nicht !

Die zur Verfügung stehenden Möglichkeiten einer sekundären Giftelimination sind:
  4.3.1 Forcierte Diurese
  4.3.2 Hämodialyse
  4.3.3 Hämoperfusion
  4.3.4 Membranplasmaseparation
  4.3.5 Plasmaperfusion
  4.3.6 Hyperventilation.

4.3.1 Forcierte Diurese

Die forcierte Diurese ist ein Behandlungsverfahren zur sekundären Giftelimination, bei dem die renale Elimination bestimmter Schadstoffe durch Hemmung der passiven tubulären Rückdiffusion gesteigert wird. Eine wesentliche Änderung glomerulärer Filtration oder tubulärer Sekretion wird durch die forcierte Diurese nicht erreicht. Die Wirksamkeit der forcierten Diurese hängt in hohem Maße von der Lipoidlöslichkeit der Substanz ab. Sie läßt sich für einzelne Noxen durch Änderung des Ionisationsgrades mittels Ansäuerung bzw. Alkalisierung der Tubulusflüssigkeit steigern. In der klinischen Routine kann hierauf jedoch verzichtet werden.

Es gelten folgende Voraussetzungen für die Wirksamkeit einer forcierten Diurese:
- die renale Ausscheidung der Substanz muß Haupteliminationsprozeß sein,
- die Substanz muß ausgiebig tubulär rückresorbiert werden.

Die Durchführung der forcierten Diurese geschieht folgendermaßen:
500 ml Glukose 5 % stündlich (entspr. 12 l/24 Std.)
1. Glukose 5 % 500 ml + 40 mval NaCl + 20 mval KCI
2. Glukose 5 % 500 ml + 40 mval NaCl + 20 mval KCI
3. Glukose 5 % 500 ml + 40 mval NaCl.

Dann weiter in gleicher Reihenfolge.
- Furosemid in Abhängigkeit von ZVD und Harnvolumen
- Elektrolytkorrektur in Abhängigkeit der Laborwerte.

Bei Herzinsuffizienz und multimorbiden Patienten kann auch eine mäßige forcierte Diurese mit 6 Litern Flüssigkeit durchgeführt werden.

Die forcierte Diurese zur renalen Eliminationssteigerung hat an Bedeutung verloren und ist sogar bei vielen Vergiftungen kontraindiziert. Als gesicherte Indikation zur forcierten Diurese gelten nur Intoxikationen mit
1. Barbital
2. Hämo- und Rhabdomyolyse bei noch erhaltener Nierenfunktion
3. Lithium
4. Meprobamat
5. Phenobarbital
6. Salicylate
7. Thallium

Die forcierte Diurese sollte so lange durchgeführt werden, bis sich der Zustand des Patienten objektiv gebessert hat und/oder die Blutwerte unter den kritischen Bereich abgefallen sind

4.3.2 Hämodialyse

Die Hämodialyse spielt als sekundäres Gifteliminationsverfahren eher eine untergeordnete Rolle. Ihr Einsatz ist jedoch sinnvoll, wenn bei einer bestehenden Niereninsuffizienz die forcierte Diurese nicht zur Anwendung kommen kann, oder aber als ergänzendes Verfahren beim Einsatz der Hämoperfusion und bestehender Nierenfunktionseinschränkung. Dabei läßt sich in der Regel eine zusätzliche Eliminations-steigerung erzielen.

Substanzen, die durch eine Hämodialyse gut eliminierbar sind und möglicherweise eine Indikation zum alleinigen Einsatz der Hämodialyse darstellen, sind in Tab. 4.1 aufgeführt.

Tab. 4.**1** Indikation zur Hämodialyse

Salicylate	Ethanol
Arsen	Lithium
Calcium	Quecksilber
Carbamazepin	Paraldehyd
Chinin	Thallium
Clonidin	Trichlorethanol
Enalapril	

4.3.3 Hämoperfusion

Wichtigstes und effektivstes extrakorporales Eliminationsverfahren für Hypnotika, Sedativa, Psychopharmaka, Insektizide und Herbizide ist die Hämoperfusion. Die Indikation muß jedoch streng gestellt werden und ersetzt nicht die primäre Giftelimination.

Per definitionem ist die Hämoperfusion ein Verfahren, bei dem Blut in einem extrakorporalen Kreislauf direkt über Kohle- oder Harzgranula geleitet wird, um toxische Substanzen zu eliminieren.

4.3.3.1 Prinzip der Hämoperfusion

Das Prinzip der Hämoperfusion besteht in der Elimination von toxischen Substanzen via Absorption an Aktivkohle oder Kunstharz. Der physikalische Eliminationsvorgang geht also nicht durch Diffusion oder Filtration vor sich.

Wie bei anderen extrakorporalen Verfahren ist auch die Hämoperfusion in der sogenannten Single-Needle-Technik möglich. Mittels einer Doppel-Rollenpumpe wird das heparinisierte Blut vom Patienten über die Kohlekartusche geführt und nach Passieren der Kohlekartusche wieder zurück zum Patienten gegeben. Die Mikrostruktur der Kohlegranula zeigt an der äußeren Oberfläche Makroporen, durch welche Substanzen in ein inneres, fein verästeltes System von Kanälchen eintreten können. Hier an der inneren aktiven Oberfläche finden die Adsorptionsvorgänge statt.

Neben der beschichteten Aktivkohle finden auch Kunstharze mit adsorptiven Eigenschaften auf der Basis von Polystyrol oder Polyacrylsäureestern als Hämoperfusions-Kartuschen Anwendung (Tab. 4.2).

Tab. 4.**2** In der Bundesrepublik Deutschland erhältliche Hämoperfusionskartuschen

Handelsname	Vertriebsfirma	Adsorbens	Füllmenge (g)	Füllvolumen NaCl/Blut (ml)
Adsorba 300 C	Gambro	Torfkohle	300 *	260
DHP-1	Salvia	Petrokohle	160	300
Haemocol	Fresenius	Kokoskohle	300 **	305
Hemosorba	Diamed	Petrokohle	200	140
Haemoresin	B. Braun	Neutralharz Amberlite XAD-4	350	250

*   Auch mit 150 g als Adsorba 150 C zur pädiatrischen Verwendung
** Auch mit 100 g als Haemocol 100 zur pädiatrischen Verwendung

Die Adsorptionsfähigkeit der Aktivkohle ist abhängig von Ausgangsmaterial und Herstellungsverfahren. Dabei spielt auch die adsorbierende Gesamtoberfläche eine Rolle. So hat z.B. die 160-Gramm-Füllung einer handelsüblichen Kohlekartusche eine Oberfläche von 200 000 m², was der Fläche von 28 Fußballfeldern entspricht.

4.3.3.2 Indikation zur Hämoperfusion

Der Elimination durch Hämoperfusion zugängig sind alle toxischen Substanzen, die an Kohle absorbiert werden können. Prinzipiell sind dies Substanzen mit höherer Proteinbindung, hoher Fettlöslichkeit und relativ geringem Verteilungsvolumen.

In Abhängigkeit von Klinik und Blutwerten zeigt Tab. 4.**3** die Indikation zur Hämoperfusion.

Tab. 4.**3** Indikation zur Hämoperfusion in Abhängigkeit der gesamten Kriterien

Amanitin	Lidocain
Amobarbital	Meprobamat
Carbamazepin	Methaqualon
Carbromal	Methotrexat
Chinidin	Paracetamol
Chloralhydrat = Trichlorethanol	Paraquat (absolute Indikation)
Colchicin	Parathion
Demeton-S-methylsulfoxid	Phenobarbital
(Digitoxin)	
Dimethoat	Phenytoin
Diquat	Secobarbital
Gluthetimid	Theophyllin
Hexobarbital	Trichlorethanol
Isoniacid	Vinylbital

4.3.3.3 Effektivität und Komplikationen der Hämoperfusion

Die Effektivität der Hämoperfusion hängt von 3 Faktoren ab:
1. Dem zu entfernenden Toxin. Je besser das Toxin an Kohle adsorbiert wird, um so höher ist die Effektivität.
2. Der Beschichtung der Kartusche.
3. Ausreichender Flow, es muß ein ausreichend hoher extrakorporaler Blutfluß gewährleistet sein, um genügend Toxin zu adsorbieren.

Trotz Modifizierung der Kohlegrundsubstanz und der Beschichtung kann es bei der Hämoperfusion zu Komplikationen kommen. Diese können sowohl kartuschenbedingt als auch katheterbedingt sein. Die häufigsten Komplikationen sind nachfolgend zusammengefaßt:
- Thrombozytenabfall – Substitution bei Abfall unter 50 000
- Gerinnungsstörungen – Antikoagulation überprüfen
  DIC oder Hyperfibrinolyse anschließen
- Kartuschen-Thrombosierung – Antikoagulation überprüfen ATIII?
- Blutungen – Antikoagulation überprüfen
- Blutdruckabfall – Volumenmangel, Entzug vasoaktiver Substanzen.

4.3.4 Membranplasmaseparation

Das therapeutische Prinzip der Plasmapherese ist die Elimination von Plasmaprotein und proteingebundenen toxischen Substanzen. Das Plasma wird separiert und ersetzt. An Verfahren stehen zur Verfügung:

Die Blutzellseparation mit Trennung im Schwerefeld und die sogenannte Plasmafiltration, die nach dem Prinzip der Hämofiltration unter Verwendung großporiger Membranen funktioniert. Die treibende Kraft für den Stoffaustausch an einer Filtermembran ist der Transmembrandruck. Transmembrandruck und hochmolekulare Trenneigenschaften der Membran bestimmen Qualität und Quantität der zu eliminierenden Substanzen, unabhängig von ihrer Plasmakonzentration. Indiziert ist dieses Verfahren bei Intoxikationen durch Noxen mit einem Molekulargewicht von mehr als 200 Dalton und Substanzen, die in der Niere filtriert, jedoch größtenteils rückresorbiert werden. Hieraus ergibt sich der sinnvolle Einsatz nur bei Pharmaka mit hoher Plasma-Eiweiß-Bindung. In vitro sind z.B. alle trizyklischen Antidepressiva gut plasmaseparierbar, in vivo spielt das Verfahren jedoch wegen der besonderen Kinetik keine Rolle bzw. ist nicht indiziert. Es gibt keine gesicherte Indikationsliste.

4.3.5 Plasmaperfusion

Eine weitere extrakorporale Methode ist die sogenannte Plasmaperfusion. Es handelt sich um ein Kombinationsverfahren von Plasmazellseparation und Hämoperfusion. Dabei wird lediglich das vom Patienten separierte Plasma über eine Adsorbereinheit geleitet und anschließend reinfundiert. Die Indikationen sind die gleichen wie bei der Hämoperfusion. Ob die Methode wesentliche Vorteile gegenüber der reinen Hämoperfusion bringt, ist umstritten.

4.3.6 Hyperventilationsbehandlung

Organische Lösungsmittel – und hierzu gehören im wesentlichen die halogenierten Kohlenwasserstoffe – können beschleunigt pulmonal abgeatmet werden.

Im Abschluß an die sorgfältige primäre Giftelimination kann eine Hyperventilation folgendermaßen provoziert werden:

Bei respiratorpflichtigen Patienten forcierte Beatmung durch Steigerung mit der 2- bis 4fachen Menge des Atemminutenvolumens.

Bei noch spontan atmenden Patienten, je nach Klinik, mit oder ohne Intubation, Anreicherung der Atemluft mit ca. 5–8% CO_2 über eine Nasensonde.

Die Hyperventilationsbehandlung sollte prinzipiell unter kontrollierten Bedingungen stattfinden.

Wichtig sind insbesondere Kontrollen des Säure-Basen-Status, der Blutgase sowie der Herztätigkeit (EKG).

4.4 Spezielle medikamentöse Therapie und Antidotbehandlung

Grundsätzlich kann bei den Antidoten unterschieden werden in sogenannte Lokalantidote mit giftmindernder Wirkung *vor* und systemisch wirksamen Antidote mit Wirkung *nach* der Resorption.

4.4.1 Sogenannte Lokalantidote

4.4.1.1 Neutralisierende Antidote

Die Umwandlung von Giften in schwer resorbierbare oder mindertoxische Substanzen kann durch chemische oder physikalische Umwandlung geschehen:

Beispiel für chemische Umwandlung:
Wunderkerze (= Bariumnitrat) + Glaubersalz (= Natriumsulfat) ergibt Bariumsulfat, was nicht mehr resorbierbar ist und Natriumnitrat.
Beispiel für physikalische Umwandlung:
Magensaft + Waschmittel + Polisiloxane als Entschäumer.

4.4.1.2 Adsorbierende Antidote

Universaladsorbens ist die Aktivkohle, die durch physikalische Adsorption die Aufnahme des Giftes verhütet. Sie ist bei akuten peroralen Intoxikationen eines der wichtigsten therapeutischen Mittel und vermag durch ihre große Oberfläche beträchtliche Giftmengen zu adsorbieren.

Andere Adsorbenzien wie Bentonit, welches bei Paraquat-Intoxikationen zum Einsatz gelangte, oder Paraffinöl, welches bei Ingestion von Lösungsmitteln zum Einsatz gelangte, oder auch Cholestyramin, sind nach neueren Erkenntnissen der Aktivkohle an Wirkung unterlegen und an Nebenwirkungen überlegen, so daß hierfür keine Indikation besteht.

4.4.2 Spezielle Medikamente und Antidote nach Resorption

Antidote im engeren Sinne sind Substanzen, die die Toxizität resorbierter Gifte über einen der folgenden Wirkmechanismen vermindern oder aufheben:

1. Bildung chemischer Komplexe mit verminderter oder fehlender Toxizität, z.B. Komplexbildner.
2. Umwandlung zu Derivaten mit verminderter oder fehlender Toxizität, z.B. N-Acetylcystein.

3. Verdrängung am Rezeptor, z. B. Flumazenil.
4. Wirkantagonismus, z. B. Naloxon.
5. Antikörper, z. B. Digitalis-Antikörper.

Rein quantitativ spielen solche Antidote im Alltag der Humantoxikologie eine eher untergeordnete Rolle, weil wirksame und komplikationsarme Gegenmittel nur für eine begrenzte Anzahl von Noxen zur Verfügung stehen. Die immer wieder erhobene Forderung, daß für jedes Gift ein Gegengift vorhanden sein soll, erwies sich bisher als völlig unrealisierbar. Dennoch gibt es eine Reihe äußerst wirksamer Medikamente, die gerade bei schweren Vergiftungen wesentlicher Bestandteil der Behandlung sind.

In alphabetischer Reihenfolge sind Indikation und Dosierungsanleitung der speziellen Medikamente und Antidote in Tab. 4.**4** u. 4.**5** dargestellt.

Tab. 4.**4** Alphabetisches Verzeichnis der Intoxikationen, bei denen Antidot verfügbar und bei entsprechender Indikation sinnvoll ist

Indikation	Antidot
Alkylphosphate	Atropinsulfat, Obidoxim
Aluminiumvergiftung	Deferoxamin
Amanitin-Vergiftung	Penicillin G und Silibinin
Ameisensäure	Folsäure
Antihistaminika	Physostigmin-Salicylat, wenn anticholinerge Prägung
Antimon	DMPS
Arsen	DMPS
Atropin	Physostigmin-Salicylat
Baclofen	Physostigmin-Salicylat
Belladonna	Physostigmin-Salicylat
Benzodiazepine	Flumazenil, Biperiden
Blei	Ethylendiamintetraacetat oder DMPS, wenn nicht verfügbar, dann D-Penicillamin
Botulismus	Botulinus-Antitoxin
Caesium	Eisen(III)hexacyanoferrat(II)
Carbamate	Atropinsulfat
Chloroquin	Diazepam
Chrom	DMPS
Codein	Naloxon
Crimidin	Pyridoxin
Cumarin-Derivate	Vitamin-K

Fortsetzung siehe folgende Seite

Tab. 4.**4**   *Fortsetzung*

Indikation	Antidot
Cyanide	Dimethylaminophenol, dann Natriumthiosulfat
Dextropropoxyphen	Naloxon
Digitalisvergiftung	Digitalis-Antitoxin
Dioxine	Polyethylenglykol-400 (äußerlich)
Eisen(III)-Vergiftung	Deferoxamin
Ethylenglykol	Ethanol
Flußsäure	Calciumgluconat
Furane	Polyethylenglykol-400 (äußerlich)
Gold	DMPS, D-Penicillamin
Heroin	Naloxon
Isoniazid	Pyridoxin
Kobalt	DMPS
Krämpfe	Diazepam
Kupfer	D-Penicillamin
Lost	Natriumthiosulfat
Met-HB-Bildner	Methylenblau, Toluidinblau
Methadon	Naloxon
Methanol	Ethanol u. Folsäure
Methotrexat	Leucovorin
Opiate	Naloxon
Organische Lösungsmittel	Polyethylenglykol-400 (äußerlich)
Oxalsäure	Calciumgluconat
Paracetamol	N-Acetylcystein
Parathion	Atropin, Obidoxim-HCl
Pentazocin	Naloxon-HCl
Phenole	Polyethylenglykol-400 (äußerlich)
Plutonium	DMPS
Psychopharmaka mit extrapyramidalen Sympt.	Biperiden-Lactat
Quecksilber	DMPS
Reizgasinhalation	Dexamethason
Schaumbildner	Polysiloxan
Silber	DMPS
Thallium	Eisen(III)hexacyanoferrat(II)
Trizyklische Antidepressiva	Physostigmin-Salicylat nur bei Krämpfen u.-/o. Rhythmusstörungen
Uran	DMPS
Zink	D-Penicillamin

MERKE: Universaladsorbens: KOHLE

Tab. 4.**5**   Spezielle Medikamente und Antidote bei Vergiftungen

Präparat	Dosierung
Aktivkohle	Mindestdosis 30 g über nasale Verweilsonde Cave: Erbrechen, daher langsam fraktioniert geben
Atropinsulfat	Initialdosis: 2 – 10 mg i. v. („biologische" Titration) Erhaltungsdosis: 0,5 – 2 mg/h i. v.
Biperiden-Lactat	0,04 mg/kg KG langsam i. v. 2 – 4mal pro die wiederholbar
Calciumgluconat	Extremitäten: Sofortige ia.-Injektion von 1 – 2 Amp. Calciumgluconat 10 %. Falls nicht möglich sowie an Kopf und Rumpf: Lokale Infiltration mit Calciumgluconat 10 % und/oder Auflegen von Ca-Gluc.-Kompressen. Weiterführende Therapie in der Klinik: Betroffene Gliedmaßen mit Ca-Gluconat (10 ml Ca-Gluc.20 %ig + 40 ml NaCl 0,9 %ig) über jeweils 4 Stunden intraarteriell perfundieren. Perfusionsdauer: Bis zum Sistieren der Schmerzen
D-Penicillamin	1 g/Tag per os bei Langzeitbehandlung max. 40 mg/kg KG u. Tag
Deferoxamin	oral: bis 12 g Deferoxamin per Sonde (sehr bitter!). i. v. 2 g Deferoxamin mit Aqua dest ad inj. zur 10 %igen Lösung verdünnen (Achtung: Deferoxamin ist inkompatibel mit isotoner NaCl-Lösung). Falls Weiterverdünnung erforderlich, dann mit Gluk.5 %. Dosierungsrichtlinie: Deferoxamin: 15 mg/kg KG/Std. Maximaldosis: 80 mg/kg KG in 24 Std. Orale Gabe von Deferoxamin nur in der Frühphase der Vergiftung sinnvoll.
Deamethason-Spray	2 Hübe/5 min bis Inhalt verbraucht
Diazepam	Antikonvulsivum: Langsam 5 – 10 mg i. v. Bei Chloroquin: Initialdosis: 1 mg/kg KG in 15 min, evtl. Dosis verdoppeln. Erhaltungsdosis: 0,1 mg/kg KG über 48 Std.

Fortsetzung siehe folgende Seite

Tab. 4.**5** *Fortsetzung*

Präparat	Dosierung
Digitalis-Antitoxin	In Abhängigkeit vom Digitaliskörperbestand, wobei 1 mg Digitalisglykosid von 80 mg Digitalisantidot gebunden wird. Glykosidmenge bekannt; Digitalisspiegel unbekannt: 160–240 mg Digitalis-Antidot i. v., anschl. 30 mg/Std. Digitalis-Blutwert bekannt: Zuerst Körperbestand berechnen: Digoxin-Konzentration in ng/ml × 5,6 × kg: 1 000 = Bestand in mg Digitoxin-Konzentrat. in ng/ml × 0,56 × kg: 1 000 = Bestand in mg; dann Antikörperdosis in mg = Bestand : 0,015
Dimercaptopropansulfonat (DMPS)	Parenteral: verteilt auf 250 mg Einzeldosen. 1. Tag 2 000 mg/24 h, 2. Tag 1 500 mg/24 h, 3. Tag 1 000 mg/24 h, 4. bis 6. Tag 750 mg/24 h Orale Gabe: Initialdosis bis zu 2 400 mg/24 h gleichmäßig verteilt. Erhaltungsdosis 1- bis 3mal 100–300 mg/24 h
Dimethylaminophenol	250 mg (= ca. 3–4 mg/kg KG) mit reichl. in der Spritze aspiriertem Blut langsam i. v., anschl. Natriumthiosulfat; bei Kombinationsvergiftungen (CO) u. U. niedrigere Dosierung.
Eisen(III)hexacyanoferrat(II) = Berliner Blau	Initialdosis: 3 g. Erhaltungsdosis: 250 mg/kg KG, aufgeteilt in 2–4 Dosen bis Thalliumausscheidung < 200 ug/l i.U.
Ethanol	Initialdosis: 5–7,5 ml/kg KG einer 10 %igen Lösung in 5 %iger Glucose. Erhaltungsdosis: 1–1,5 ml/kg KG pro Std. einer 10 %igen Lösung in 5 %iger Glucose. Die Ethanolkonzentration des Blutes soll zwischen 0,5 und 1,0 ‰ liegen.
Ethylendiamintetraacetat	Initialdosis: 15–20 mg/kg KG in 2 h in 0,9 % NaCl-Lösung. Erhaltungsdosis: bis 50 mg/kg KG aufgeteilt in 3 Dosen/Tag
Flumazenil	0,3–0,6 mg i. v.
Folsäure	2,5 mg/kg KG per os
Glaubersalz	15–30 g (= 1–2 Eßl. auf 100 ml Wasser) Kinder: 0,25 g/kg KG max. 20 g

Fortsetzung siehe folgende Seite

Tab. 4.**5** *Fortsetzung*

Präparat	Dosierung
Ipecacuanha-Sirup	20–30 ml Sirup, anschl. 100–200 ml Wasser oder Saft Kinder: 1–2 J. 10 ml, 2–3 J. 20 ml
Leucovorin	Initialdosis: 6–12 mg iv. Erhaltungsdosis: 6–12 mg 3 × 6stündlich 3 Tage (bis 20 % der applizierten MTX-Dosis). Nach 24 Std. wird so lange Leucovorin appliziert, bis die Methotrexat-Konzentration im Blut den Wert von 2 × 10–8 mol/l unterschreitet („Rescue"-Therapie).
Methylenblau	1–2 mg/kg KG, entspricht 0,1–0,2 ml der Lösg. Dosis kann bei Bedarf nach 30 min wiederholt werden. Gesamtdosis 7 mg/kg
N-Acetylcystein	Initialdosis: 150 mg/kg KG in 200 ml 5 %iger Glukose in 60 min infundieren. Erhaltungsdosis 1: 50 mg kg KG in 500 ml 5 %iger Glukose in 4 Std. infundieren. Erhaltungsdosis 2: 100 mg/kg KG in 1 000 ml 5 %iger Glukose in 16 Std. infundieren. Gesamtdosis: 300 mg/kg KG in 21 Stunden.
Naloxon	5–10 ug/kg iv. oder sc. (= 1–2 Amp) bei nachlassen- der Wirkung Nachinjektion, u.E. mehrfach oder Dauerinfusion.
Natriumthiosulfat	50–100 mg/kg KG langsam intravenös
Obidoxim	3–4 mg/kg KG iv. (1 Amp. enhält 250 mg) als Bolus Dosis kann in 24 Std. 3- bis 4mal wiederholt werden. Ersetzt nicht Atropin. Erhaltungsdosis: 1. Tag 2,0 mg/kg KG, 2. Tag 1,5 mg/ kg KG, 3. Tag 1,0 mg/kg KG. Danach selten sinnvoll.
Penicillin G	0,5–1 Mio E/kg KG für 5 Tage
Physostigmin-Salicylat	1–2 mg langsam iv. ggf. mehrfach wiederholen. (unter fortlaufender Herzrhythmuskontrolle !) Atropin hebt Physostigminwirkung sofort auf.
Polysiloxan	10 ml p.o.
Polyethylenglykol-400	kontaminierte Hautareale damit einreiben, anschließend mit Wasser und Seife abwaschen.

Fortsetzung siehe folgende Seite

Tab. 4.**5** *Fortsetzung*

Präparat	Dosierung
Pyridoxin-HCl	1 g iv. als Bolus pro 1 g Isoniazid, bei unbekannter Menge: 5 g initial, max 40 g
Silibinin	Bolus 5 mg/kg KG in 1 h, dann 20 mg/kg KG in 24 h Behandlungsdauer 4 – 5 Tage
Toluidinblau	2 – 4 mg/kg KG iv. Wirkung innerhalb 10 min Bei Methämoglobinanstieg > 40 % einmalige Wiederholung
Vitamin-K	25 mg pro Tag p.o., 0,3 mg/kg KG iv. (cave: verzögerter Wirkungseintritt, bei iv.-Gabe Schockgefahr möglich !)

4.5 Intensivtherapie

Zusammen mit den modernen extrakorporalen Eliminationsverfahren stellen Intensivtherapiemaßnahmen unter dem besonderen Aspekt der akuten exogenen Intoxikation einen entscheidenden Beitrag zur Verbesserung der Prognose vergifteter Patienten dar. Basis der intensivmedizinischen Behandlung – wie zuvor der Sofortbehandlung – ist die Aufrechterhaltung der Vitalfunktionen. Die Behandlung des Grundleidens – hier der Vergiftung – erfordert darüber hinaus eine Reihe spezieller Maßnahmen und Überlegungen. Sieben Behandlungsansätze sollen nachfolgend unter dem Aspekt der Vergiftung erörtert werden:

1. Prophylaxe von Haut- und Gelenkschäden
2. Infektionsprophylaxe
3. Temperaturregulation
4. Künstliche Ernährung
5. Bilanzierung
6. Therapie hämodynamischer Störungen
7. Respiratortherapie.

4.5.1 Prophylaxe von Haut- und Gelenkschäden

Insbesondere Patienten mit schweren Schlafmittelvergiftungen verdienen sorgfältige Beobachtung hinsichtlich möglicher Hautläsionen. Die sog. Barbituratblasen können nicht nur bei Barbiturat-Intoxikationen, sondern bei allen Schlafmittelvergiftungen auftreten. Nicht selten sind auch tiefere Gewebeschichten betroffen, und es werden Fälle von massiver Rhabdomyolyse beobachtet. Der schwestvergiftete Patient erfordert ein hohes Maß an zwar sehr einfachen, aber doch sehr zeitintensiven Pflegebemühungen, wie Abreibungen, Abklatschungen, Lagerungen, häufiger Lagewechsel zur Dekubitusprophylaxe sowie eine intensiv krankengymnastische Betreuung mit Bewegungsübungen im Sinne des passiven Durchbewegens der Gelenke.

4.5.2 Infektionsprophylaxe

Im Vordergrund stehen allgemeine hygienische Maßnahmen mit Beachtung aseptischen Arbeitens, wie im Prinzip für jeden Intensivtherapiepatienten. Gleichrangig sind physikalische Maßnahmen mit Thoraxvibration, regelmäßigem Lagewechsel und Bronchialtoilette. Sofern die Voraussetzungen gegeben sind, sollte immer auch von der Möglichkeit des gezielten Absaugens unter bronchoskopischer Sicht gemacht werden. Prophylaktische Antibiotikagabe und das sog. breite antibiotische Abdecken sind nicht indiziert.

Das Vorliegen der Aspiration rechtfertigt per se nicht die prophylaktische Antibiotikagabe. Erst die Aspirationspneumonie, als der Zustand eingetretener Infektion, rechtfertigt die Antibiotikagabe, und nicht jede Aspiration wird zur Aspirationspneumonie.

Die antibiotische Therapie sollte darüber hinaus immer gezielt, d. h. nach Keimart und Resistenz erfolgen. Wo mikrobiologische Analysen nicht engmaschig möglich sind, wird sich die Wahl des Antibiotikums nach der Wahrscheinlichkeit und der Hospitalismussituation richten müssen.

Angesichts der besonderen Situation und des hohen Selektionsdruckes sog. einfacher Antibiotika, wie beispielsweise Ampicillin oder Tetracycline, sind dann Cephalosporine oder pseudomonasspezifische Penicilline die Antibiotika der Wahl.

4.5.3 Temperaturregulation

Hypothermie und Hyperthermie sind bei Schlafmittelvergiftungen häufig zu beobachten. Während Barbituratintoxikationen vorwiegend durch Hypothermie charakterisiert sind, kommen insbesondere bei Methaqualon- und Diphenhydranintoxikationen Hyperthermien vor. Hypothermien bis 31 °C haben im Sinne der Vita minima eher einen protektiven Effeckt. Schwere Formen der Hypothermie sind dagegen trotz relativ guter Prognose behandlungsbedürftig. Bei leichteren Formen der Hypothermie geschieht die Erwärmung passiv, d. h. in erster Linie durch Wärmedecken. Bei schwersten Formen der Unterkühlung hat die Erwärmung auch aktiv zu erfolgen. Dies ist mit angewärmten Infusionen möglich oder im Zuge der bei solchen Patienten meist stattfindenden extrakorporalen Gifteliminationen mit Erwärmung des extrakorporal zirkulierenden Blutes. Die Behandlung der Hyperthermie kann mit vegetativer Blockade erfolgen und ebenfalls passiv durch Oberflächenkühlung (kühle Umgebungstemperatur, Aufdecken, Ventilator, Eiswasser). Auch hier ist eine Gegenregulation im Zuge der extrakorporalen Eliminationsverfahren möglich.

4.5.4 Künstliche Ernährung

Die künstliche Ernährung erfolgt nach den allgemeinen Richtlinien. In der Initialphase nach Stabilisierung wird sie zunächst parenteral zu erfolgen haben und nach Vorliegen entsprechender Voraussetzungen enteral weiterzuführen sein. Muß über längere Zeit parenteral ernährt werden, hat dies konsequent zu erfolgen, also auch unter Einbeziehung von Aminosäurelösungen, auch wenn es sich – wie meist bei vergifteten Patienten – um zuvor gesunde Personen handelt.

4.5.5 Bilanzierung

Die Bilanzierung erhält ihre spezielle Bedeutung durch das häufige Auftreten von Gefäßpermeabilitätsstörungen und Störungen der Mikrozirkulation bei Schlafmittelvergiftungen. Bromcarbamide und Methaqualon sind hier als Substanzgruppen zu nennen. Hirnödem und Lungenödem sind häufige Komplikationen, deren Auftreten bei nicht sorgfältig durchgeführter Bilanz des Elektrolyt- und Wasserhaushaltes geradezu provoziert werden kann. Zur Problematik und Indikation der forcierten Diurese siehe Seite 37.

4.5.6 Therapie hämodynamischer Störungen

Die Veränderung der Hämodynamik bei Patienten mit exogenen Intoxikationen durch Hypnotika und Psychopharmaka sind im wesentlichen auf drei Pathomechanismen zurückzuführen:
4.5.6.1 Hypovolämie.
4.5.6.2 Störungen der zentralen und peripheren Kreislaufregulation.
4.5.6.3 Direkte kardiotoxische Einwirkung.

4.5.6.1 Hypovolämie

Mögliche Ursachen einer Hypovolämie bei Intoxikationen sind mangelhafte Flüssigkeitszufuhr im Koma sowie Flüssigkeitsverluste durch Erbrechen und Sequestrationen von Plasma in das Haut-Muskel-

Gewebe. Mit Steigerung des Plasmavolumens durch Volumeninfusion kommt es regelmäßig zu einem Anstieg des Herzindex. Erstmaßnahmen bei Schock durch Schlafmittel- und Psychopharmaka-Intoxikationen ist bei normorhythmischen Patienten die Volumengabe.

4.5.6.2 Störungen der Kreislaufregulation

Im Schock bei Schlafmittelvergiftungen kann neben dem Volumenmangel auch eine Störung der Kreislaufregulation (Fehlen einer sympathoadrenergen Gegenregulation mit Tachykardie und Widerstandssteigerung) und eine Störung der kardialen Pumpleistung (relativ hohe Füllungsdrücke trotz Hypovolämie) vorliegen. Ein ähnlich komplexes Bild hämodynamischer Störungen, wie bei Patienten mit Schlafmittelvergiftungen, findet sich bei Patienten mit Überdosierung trizyklischer Antidepressiva (Amitryptilin und Imipramin). Nach Volumensubstitution ist der zweite Schritt zur Kreislaufstabilisierung die Gabe von Dopamin.

4.5.6.3 Myokardfunktion

Bei Intoxikationen mit trizyklischen Antidepressiva und Hypnotika gibt es echokardiographische Hinweise. Hieraus ergibt sich als dritter Schritt zur Kreislaufstabilisierung die Indikation für Dobutamin.

4.5.7 Respiratortherapie

Ursache für eine Hypoxie bei Vergiftungen kann eine zentrale Atemdepression oder auch eine pulmonale Insuffizienz sein. Dabei spielen sowohl funktionelle als auch morphologische Läsionen des Lungenparenchyms eine Rolle. Der Aspiration kommt eine entscheidende Bedeutung zu. Das drohende Lungenversagen steht im Mittelpunkt der therapeutischen Bemühungen und rechtfertigt den frühzeitigen Einsatz der Beatmung mit positiv endexspiratorischen Druck (PEEP) bei Patienten mit drohendem ARDS.

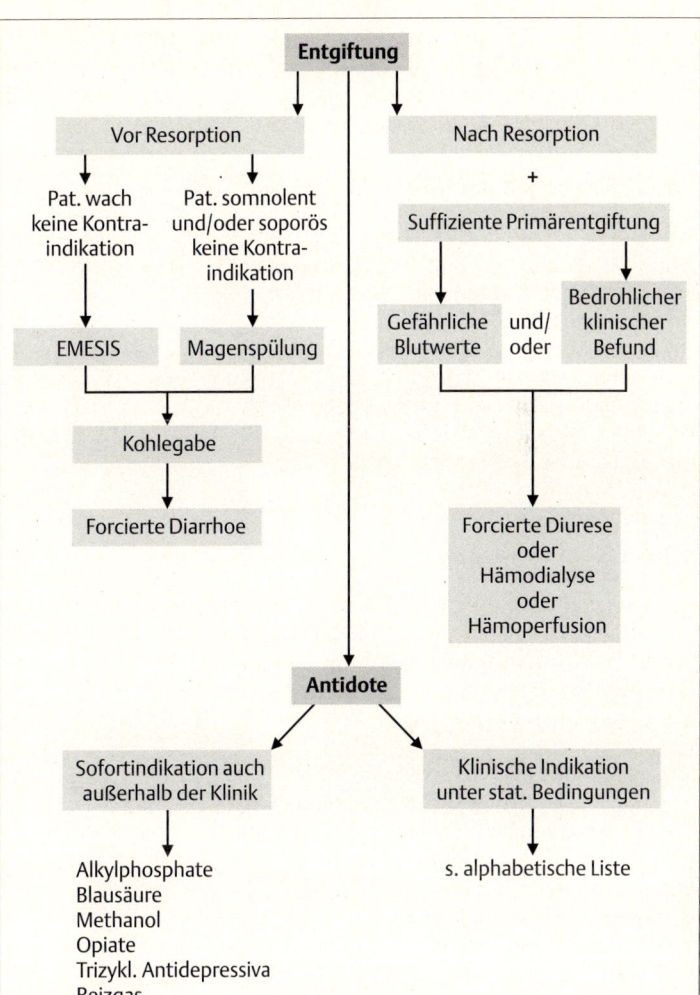

Entgiftung

Vor Resorption

Nach Resorption

+

Pat. wach keine Kontraindikation

Pat. somnolent und/oder soporös keine Kontraindikation

Suffiziente Primärentgiftung

EMESIS

Magenspülung

Gefährliche Blutwerte   und/ oder   Bedrohlicher klinischer Befund

Kohlegabe

Forcierte Diarrhoe

Forcierte Diurese oder Hämodialyse oder Hämoperfusion

Antidote

Sofortindikation auch außerhalb der Klinik

Klinische Indikation unter stat. Bedingungen

Alkylphosphate
Blausäure
Methanol
Opiate
Trizykl. Antidepressiva
Reizgas

s. alphabetische Liste

A

B

C

D

E

F

G

H

I

L

M

N

O

P

R

S

T

V

Z

Vorkommen. Verwendung. Wirksame Bestandteile	β-Rezeptorenblocker, Antihypertensivum, Handelspräparate z. B. Neptal, Prent.

Eigenschaften & Wirkungen

Tageshöchstdosis	1200 mg
Gefährliche Dosis	50 mg/kg
Orale Verfügbarkeit	50%
Wirkungseintritt nach	1 – 3 h
Wirkdauer	10 h
Eliminationshalbwertszeit	7 – 11 h, Diacetolol 8 – 13 h
Plasmapeak nach	3 h, Diacetolol 3,5 h
Plasmabindung	< 26%
Verteilungsvolumen	1 – 3 l/kg
Ausscheidung über die Niere	10%, 20% metabolisiert
Ausscheidung über den Darm	< 60%
Enterohepatischer Kreislauf	< 10%
Wirksame Metabolite	Diacetolol

Ausgeprägte Rückresorption in den Magen.

Klinik

Magen, Darm: Übelkeit. *Herz, Kreislauf:* Hypotonie, Bradykardie. *Nervensystem:* Schwindel, Bewußtseinseintrübung, Atemdepression, Krampfanfälle.

Labor/ Diagnose

Blutkonzentration	
therapeutisch	> 0,2 mg
toxisch	keine Daten
gefährlich	> 15 mg/l.

Therapie

Allgemeine therapeutische Maßnahmen: Primäre Giftentfernung und rezidivierend Kohle und Diarrhoe. Keine forcierte Diurese wegen zusätzlicher kardialer Volumenbelastung.

Spezielle medikamentöse Therapie: Bei bedrohlicher Hypotonie Dopamin 0,006 mg/kg pro min iv., ggf. auf 0,015 mg/kg steigern. Bei Schock Glukagon. Dosierung initial 0,15 mg/kg, dann 0,05 mg/kg pro h über 24 h.

Extrakorporale Verfahren: Hämodialyse nach Ausschöpfen der primären Maßnahmen bei bedrohlichen Vergiftungen oder ab 15 mg Acebutolol/l Blut.

Chronische Schäden

Nach akuter Intoxikation keine. Bei Dauergebrauch wie Klinik.

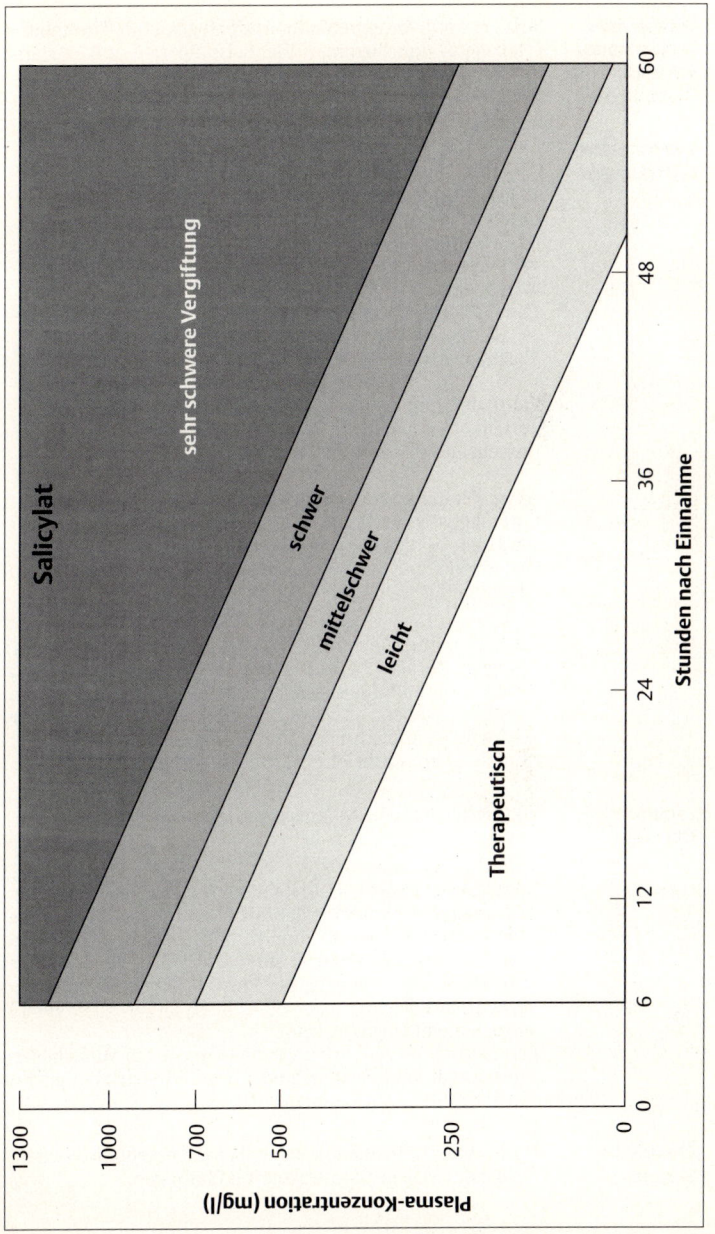

| Vorkommen. Verwendung. Wirksame Bestandteile | Analgetikum, Antipyretikum, Antiphlogistikum, Thrombozytenaggregationshemmer, Handelspräparate z.B. Aspirin, ASS, Colfarit. |

Eigenschaften & Wirkungen

	Acetyl-salicylsäure	Salicyl-säure
Tageshöchstdosis	4000 mg	
Gefährliche Dosis	300 mg/kg	
Orale Verfügbarkeit	70%	
Wirkungseintritt nach	15 – 30 min	
Wirkdauer	4 – 6 h	
Eliminationshalbwertszeit	0,3 h	30 h bei Überdosierung
Plasmapeak nach	0,5 – 2 h	12 h bei Überdosierung
Plasmabindung	> 80%	50 – 80%
Verteilungsvolumen	0,15 l/kg	0,17 l/kg
Ausscheidung über die Niere	< 5%	> 5% PH-abhängig
Ausscheidung über den Darm	nein	
Enterohepatischer Kreislauf	keine Daten	
Wirksame Metabolite	Salicylsäure	keine

Die Medikation ist in der Schwangerschaft nicht zu empfehlen.

Klinik

Ohren: Tinnitus. *Atemtrakt:* Hyperventilation, (Lungenödem). *Magen, Darm:* Übelkeit, Erbrechen, Schleimhautreizung, Magen-Darmblutung. *Andere innere Organe:* Niereninsuffizienz. *Herz, Kreislauf:* Tachykardie. *Nervensystem:* Schwindel, Kopfschmerz, Bewußtseinseintrübung, Krampfanfall, Ateminsuffizienz, (Hirnödem), Hyperthermie.

Labor/ Diagnose

Plasmaspiegel siehe Nomogramm.

Therapie

Allgemein: Primäre Giftelimination. Rezidivierend Kohle und Diarrhoe. Die Indikation der forcierten Diurese ist aufgrund der Gefahr des Lungen- und Hirnödems zurückhaltend zu stellen und soll unter 6-stündlicher Bilanzierung nicht 500 ml/Stunde übersteigen. Elektrolytüberwachung und Azidoseausgleich.
Speziell medikamentös: keine
Extrakorporale Verfahren: Hämodialyse nach Ausschöpfen der primären Maßnahmen oder beim Erreichen der gefährlichen Blutkonzentrationen.

Chronische Schäden

Nach akuter Intoxikation keine. Bei Dauergebrauch Schädigung des Magen-Darmtraktes mit Blutungen.

| Vorkommen. Verwendung. Wirksame Bestandteile | Prodrug von Digoxin, Herzglykosid, Handelspräparate z. B. Novodigal, Stillacor. | **A** |

Eigenschaften & Wirkungen

	β- Acetyl-digoxin	Digoxin
Tageshöchstdosis	0,03 mg/kg	
Gefährliche Dosis	5 mg	5 mg
Orale Verfügbarkeit	90 %	60 – 95 %
Wirkungseintritt nach		0,5 – 3 h
Wirkdauer		< 170 h
Eliminationshalbwertszeit		20 – 50 h
Plasmapeak nach		1,5 h
Plasmabindung		10 – 30 %
Verteilungsvolumen		6 – 10 l/kg
Ausscheidung über die Niere		60 – 80 %
Ausscheidung über den Darm		< 5 %
Enterohepatischer Kreislauf		30 %
Wirksame Metabolite	Digoxin	

Geringe therapeutische Breite.

Klinik

Magen, Darm: Übelkeit, Erbrechen. *Herz, Kreislauf:* Bradykardie, Tachykardie, Arrhythmien, AV-Block, Schenkelblock, Hypotonie.

Labor/ Diagnose

Blutkonzentration	
therapeutisch	< 0,002 mg/l
toxisch	> 0,002 mg/l
gefährlich	> 0,003 mg/l

Elektrolytverschiebungen, insbesondere Hyperkaliämie bei Überdosierung.

Therapie

Allgemeine therapeutische Maßnahmen: Bei Dosen > 0,05 mg/kg primäre Giftentfernung, rezidivierende Kohlegabe und Diarrhoe (auch bei iv. Intoxikationen wegen des enterohepatischen Kreislaufes). Elektrolytausgleich.
Spezielle medikamentöse Therapie: Bei Versagen der symptombezogenen Therapie Digitalis-Antidot BM 80 mg pro 1 mg Glykosid über 30 Minuten iv. Bei unbekannten Mengen 5 Ampullen. Ggf. Infusion wiederholen. Ionenaustauscher, z. B. Resonium bei Hyperkaliämie.
Extrakorporale Giftentfernung: Nicht sinnvoll.

Chronische Schäden

Nach akuter Intoxikation keine. Bei Dauergebrauch Psychosen, Farbsehstörungen.

Vorkommen. Verwendung. Wirksame Bestandteile	Uricostatikum, Handelspräparate z. B. Allopurinol, Zyloric.

Eigenschaften & Wirkungen		Oxypurinol
	Tageshöchstdosis	800 mg	
	Orale Verfügbarkeit	> 80 %	
	Gefährliche Dosis	siehe Text	
	Wirkungseintritt nach	0,5 – 1 h	
	Wirkdauer	6 Tage	
	Eliminationshalbwertszeit	2 – 4 h	16 – 30 h
	Plasmapeak nach	0,5 – 1 h	
	Plasmaeiweißbindung	0 %	0 %
	Verteilungsvolumen	2 l/kg	0,4 – 0,8 l/kg
	Ausscheidung über die Niere	10 %	< 65 %
	Ausscheidung über den Darm	20 % in 2 Tagen	
	Enterohepatischer Kreislauf	10 %	
	Wirksame Metabolite	Oxypurinol	

Bis jetzt ist noch keine schwere Erkrankung aufgetreten. Kumuliert im Körper, Gleichgewicht nach 1 Woche erreicht. Geht in die Muttermilch über.

Klinik	*Magen, Darm*: Übelkeit, Erbrechen, Bauchschmerz, Diarrhoe.

Labor/ Diagnose	Blutkonzentration
	normal < 3 mg/l, < 10 mg/l Oxypurinol
	toxisch keine Daten
	gefährlich keine Daten.

Therapie	Allgemeine therapeutische Maßnahmen: Kohlegabe. Spezielle medikamentöse Therapie: Keine, symptomatisch. Extrakorporale Giftentfernung: Nicht sinnvoll.

Chronische Schäden	Nach akuter Intoxikation keine. Bei Dauergebrauch Leberschädigung und Blutbildveränderungen.

Vorkommen. Verwendung. Wirksame Bestandteile	Tranquillans, Benzodiazepin, Handelspräparat z. B. Tafil.

Eigenschaften & Wirkungen	Tageshöchstdosis	4 mg
	Erste Symptome ab	therapeutischer Dosierung
	Orale Verfügbarkeit	100%
	Wirkungseintritt nach	1–2 h
	Wirkdauer	> 24 h bei Überdosierung
	Eliminationshalbwertszeit	6–22 h, Metabolit 15 h
	Plasmapeak nach	1–3 h
	Plasmabindung	> 80%
	Verteilungsvolumen	0,9–1,4 l/kg
	Ausscheidung über die Niere	< 10%
	Ausscheidung über den Darm	7% in 14 d
	Enterohepatischer Kreislauf	keine Daten
	Wirksame Metabolite	α-Hydroxyalprazolam

Reine Alprazolam-Vergiftungen bieten keine großen Komplikationen, aber in Einzelfällen sind schwere Vergiftungen beschrieben. Die Medikation ist in der Schwangerschaft nicht zu empfehlen und in der Stillzeit kontraindiziert.

Klinik	*Herz, Kreislauf:* Tachykardie, Hypotonie. *Nervensystem:* Bewußtseinseintrübung, (Atemdepression), aber auch paradoxe Reaktion mit Agitiertheit.

Labor/ Diagnose	Blutkonzentration	
	therapeutisch	< 0,25 mg/l
	toxisch	> 0,35 mg/l
	gefährlich	keine Daten

Die Schwere der Erkrankung muß nicht mit der Wirkstoffkonzentration im Blut korrelieren.

Schnelltest auf Benzodiazepine im Urin. Einmalig 0,2 mg Flumazenil iv.

Therapie	Allgemeine therapeutische Maßnahmen: Primäre Giftentfernung. Kohle und Diarrhoe. Spezielle medikamentöse Therapie: Theoretisch Flumazenil, ist aber wegen der langen Wirkdauer bei Überdosierungen in der Praxis ohne Bedeutung. Extrakorporale Verfahren: Nicht sinnvoll.

Chronische Schäden	Nach akuter Intoxikation keine. Bei Dauergebrauch Abhängigkeit mit Entzugssyndrom beim Absetzen.

Vorkommen. Verwendung. Wirksame Bestandteile

Häufig auftretender Wiesen- und Waldpilz. Anamnese: Wird mit dem Wiesenchampignon verwechselt. Eine kurze Latenzzeit ist kein Beweis gegen den Knollenblätterpilz, da auch andere Giftpilze verzehrt worden sein können.

Eigenschaften & Wirkungen

Hemmung der RNA-Polymerase durch Amanitine. Bei Vergiftungen mit ausschließlich Knollenblätterpilzen setzen die Symptome nach 12–24 Stunden ein. Bei kürzerer Latenzzeit ist eine schwere Vergiftung zu erwarten.

Klinik

Magen, Darm: Heftige, langandauernde Übelkeit, Erbrechen, Bauchschmerz, Durchfall. *Andere innere Organe:* Nierenversagen, Hemmung der Leberzellsynthese mit Blutungen. *Nervensystem:* Koma hepaticum.

Labor/ Diagnose:

Amanitinnachweis mittels Radio Immuno Assay im Urin 4 bis 48 Stunden nach Einnahme. Anstieg der Leberenzyme und Erniedrigung der Gerinnungsfaktoren nach 48 Stunden. AT-III-Abfall deutet auf eine schwere Vergiftung hin. Schnellnachweis mit dem Lignintest: Pilz auf unbeschichtetes Zeitungspapier drücken. Stelle mit Bleistift markieren und nach dem Trocknen mit ca. 10%iger Salzsäure beträufeln. Es erfolgt eine Violettfärbung.

Therapie

Allgemeine therapeutische Maßnahmen: Wegen der hohen Letalität auch bei Verdachtsdiagnose, ohne Symptome und gesicherten Nachweis primäre Giftentfernung. In allen Fällen rezidivierend Kohle und Diarrhoe, wenn diese nicht von selbst auftritt. Als ultima ratio Lebertransplantation.

Spezielle medikamentöse Therapie: Silibinin Bolus 5 mg/kg pro Stunde. Anschließend 20 mg/kg als Dauerinfusion bis zur Normalisierung der Leberwerte. Penicillin 1 Millionen Einheiten/kg und Tag. Substitution von Gerinnungsfaktoren in Form von „fresh frozen plasma"; vorrangig Antithrombin III: 50 I.E./kg ggf. wiederholen. AT-III-Spiegel in jedem Fall über 80% anstreben.

Extrakorporale Verfahren: In der Frühphase Hämoperfusion mit geringen Erfolgschancen. Bei foudroyantem Verlauf Lebertransplantation.

Chronische Schäden

Leberschädigung.

Vorkommen. **Verwendung.** **Wirksame** **Bestandteile**	Trizyklisches Antidepressivum, Handelspäparate z.B. Laroxyl, Saroten.

Eigenschaften und Wirkungen

		Nortriptylin
Tageshöchstdosis	300 mg	
Gefährliche Dosis	10 mg/kg	
Orale Verfügbarkeit	< 70 %	
Wirkungseintritt nach	1 – 2 h	
Wirkdauer	> 24 h bei Überdosierung	
Eliminationshalbwertszeit	17 – 40 h	31 – 45 h
Plasmapeak nach	2 – 10 h	
Plasmabindung	> 90 %	8 – 13 %
Verteilungsvolumen	11 – 19 l/kg	20 l/kg
Ausscheidung über die Niere	< 2 %	
Ausscheidung über den Darm	10 %	
Enterohepatischer Kreislauf	besteht	
Wirksame Metabolite	Nortriptylin	

Geringe therapeutische Breite. Schwere Vergiftungen möglich. Erste Symptome bereits im therapeutischen Bereich. Die Medikation ist während Schwangerschaft und Stillzeit nicht zu empfehlen. Kann im Körper akkumulieren.

Klinik

Auge: Mydriasis. *Herz, Kreislaufsystem:* Tachykardie, Arrhythmien, Herz-, Kreislaufdepression. *Nervensystem:* Bewußtseinseintrübung, wechselnd mit Agitiertheit und Hyperkinesien, Halluzinationen, Atemdepression, Krampfanfälle.

Labor/ **Diagnose**

Blutkonzentration (korreliert nicht mit der Schwere)

therapeutisch	< 0,3 mg/l
toxisch	> 0,5 mg/l
gefährlich	> 1,5 mg/l

Typisches Anticholinerges Syndrom.

Therapie

Allgemeine therapeutische Maßnahmen: Primäre Giftentfernung, vorrangig jedoch rezidivierend Kohle und Diarrhoe. 24 h Monitoring.
Spezielle medikamentöse Therapie: Bei bedrohlicher Symptomatik Physostigmin langsam 2 mg i.v., ggf. wiederholen, in Extremfällen als Dauerinfusion mit 2 mg/h. Natriumbicarbonat i.v. PH 7,45 – 7,55 anstreben.
Extrakorporale Verfahren: Nicht sinnvoll.

Chronische **Schäden**

Nach akuter Intoxikation keine. Bei Dauergebrauch Abhängigkeit mit Entzugssyndrom.

Vorkommen. Verwendung. Wirksame Bestandteile	Sympathomimetikum, wird häufig mißbräuchlich verwendet, z. B. in Designerdrogen.

Eigenschaften & Wirkungen		
	Tageshöchstdosis	60 mg
	Gefährliche Dosis	20 mg/kg
	Orale Verfügbarkeit	keine Daten
	Wirkungseintritt	1 – 3 h
	Wirkdauer	< 10 h
	Eliminationshalbwertszeit	7 – 34 h
	Plasmapeak nach	2 – 4 h
	Plasmabindung	20 %
	Verteilungsvolumen	4 – 6 l/kg
	Ausscheidung über die Niere	20 – 60 % ph-Wert abhängig
	Ausscheidung über den Darm	keine Daten
	Enterohepatischer Kreislauf	keine Daten
	Wirksame Metabolite	p-Hydroxyamphetamin

Dosissteigerung bei Gewöhnung. Die Einnnahme ist in der Schwangerschaft und Stillzeit nicht zu empfehlen.

Klinik	*Augen:* Mydriasis. *Atemtrakt:* ARI. *Andere innere Organe:* Rhabdomyolyse. *Herz, Kreislauf:* Tachykardie, (Bradykardie), Arrhythmie, Hypertonie. *Nervensystem:* Tremor, Verwirrtheit, Delirieren, Agitiertheit, Psychosen, Bewußtseinseintrübung.

Labor/ Diagnose		
	Blutkonzentration	
	therapeutisch	< 0,1 mg/
	toxisch	> 0,2 mg/l
	gefährlich	> 0,5 mg/l

Schnelltest auf Amphetamine im Urin, CK-Wert-Bestimmung.

Therapie	Allgemeine therapeutische Maßnahmen: Primäre Giftentfernung. Bei CK-Wert-Erhöhung forcierte Diurese. Spezielle medikamentöse Therapie: Bei hypertensiver Krise Natriumnitroprussid 0,0005 – 0,01 mg/kg und Stunde. Extrakorporale Giftentfernung: Theoretisch Hämodialyse, in der Praxis aber nur bei Rhabdomyolyse und akuter Niereninsuffizienz.

Chronische Schäden	Nach akuter Intoxikation keine. Bei Dauergebrauch Entzugssyndrom beim Absetzen.

Vorkommen. Verwendung. Wirksame Bestandteile	β-Rezeptorenblocker, Handelspräparate z.B. Tenormin, Unibloc.

Eigenschaften & Wirkungen

Tageshöchstdosis	100 mg
Gefährliche Dosis	10 mg/kg
Orale Verfügbarkeit	40–60%
Wirkungseintritt nach	< 1 h bei Überdosierung
Wirkdauer	> 24 h bei Überdosierung
Eliminationshalbwertszeit	5–11 h
Plasmapeak nach	3 h
Plasmabindung	< 5%
Verteilungsvolumen	0,5–1 l/kg
Ausscheidung über die Niere	< 50% in 72 h
Ausscheidung über den Darm	< 50%
Enterohepatischer Kreislauf	keine Daten
Wirksame Metabolite	keine

Besondere Wirkungsverstärkung durch Clonidin, Disopyramid, Verapamil. Die Medikation ist in Schwangerschaft und Stillzeit nicht zu empfehlen.

Klinik

Magen, Darm: Übelkeit. *Herz, Kreislauf*: Hypotonie, Bradykardie, Schwindel. *Nervensystem*: Bewußtseinseintrübung, Atemdepression, (Krampfanfälle).

Labor/ Diagnose

Blutkonzentration	
therapeutisch	< 0,6 mg/l
toxisch	> 3 mg/l
gefährlich	> 27 mg/l

Hypoglykämie, deshalb Blutzuckerbestimmung.

Therapie

Allgemeine therapeutische Maßnahmen: Primäre Giftentfernung, rezidivierend Kohle und Diarrhoe.

Spezielle medikamentöse Therapie: Bei bedrohlicher Hypotonie Dopamin 0,006 mg/kg min iv., ggf. auf 0,015 mg/kg min steigern. Bei Schock Glukagon initial 0,15 mg/kg, dann 0,05 mg/kg h über 24 h.

Extrakorporale Verfahren: Hämodialyse oder Hämoperfusion nach Ausschöpfen der primären Maßnahmen oder bei bedrohlicher Vergiftung.

Chronische Schäden

Nach akuter Intoxikation keine. Bei Dauergebrauch wie Klinik.

Vorkommen. Verwendung. Wirksame Bestandteile	Seltene Staude in Wäldern und Kulturlandschaften. Alkaloide: Hyoscyamin, Atropin, Scopolamin. Der Alkaloidgehalt der verschiedenen Pflanzenteile liegt zwischen 0,1 – 1,5 %. Wird zu Rauschzwecken mißbraucht.
Eigenschaften & Wirkungen	Anamnese: Die schwarze Frucht dieser Staude enthält keinen Samenstein, sondern viele kleine schwarze Samen. Hemmung von Acetylcholin, schon bei geringen Mengen kommt es zu Vergiftungserscheinungen, die auch verzögert einsetzen können.
Klinik	*Augen:* Mydriasis. *Magen, Darm*: Übelkeit, Erbrechen, Magen-, Darmatonie. *Herz, Kreislauf*: Tachykardie, Arrhythmie. *Andere innere Organe:* Harnverhalten. *Nervensystem:* Mundtrockenheit, rote heiße Haut, Agitiertheit, Halluzinationen, Bewußtseinseintrübung, in seltenen Fällen Krampfanfälle.
Labor/ Diagnose	Typisches anticholinerges Syndrom.
Therapie	Allgemeine therapeutische Maßnahmen: Die Entleerung des Magen-Darmtraktes kann sich aufgrund der Atonie schwierig gestalten. Bei erhaltenem Bewußtsein Erbrechen hervorrufen. Verabreichung von Kohle. Spezielle medikamentöse Therapie: Bei Halluzinationen und starker Agitiertheit sedieren. Bei schweren Arrhythmien oder Krämpfen Physostigmin. 2 mg langsam iv., bei Bedarf mehrfach wiederholen, im Extremfall als Dauerinfusion mit 2 mg/Stunde. Extrakorporale Verfahren: Nicht sinnvoll.
Chronische Schäden	Nicht bekannt.

B

Vorkommen. Verwendung. Wirksame Bestandteile	Muskelrelaxans, Handelspräparat z. B. Lioresal.

Eigenschaften & Wirkungen		
	Tageshöchstdosis	80 mg, intrathekal 0,15 mg
	Gefährliche Dosis	10 mg/kg, intrathekal 2 mg in 24 h
	Orale Verfügbarkeit	100 %
	Wirkungseintritt nach	1–2 h
	Wirkdauer	> 48 h bei Überdosierung
	Eliminationshalbwertszeit	10–35 h bei Überdosierung
	Plasmapeak nach	2 h
	Plasmabindung	30 %
	Verteilungsvolumen	2,4 l/kg bei Überdosierung
	Ausscheidung über die Niere	85 %
	Ausscheidung über den Darm	10 %
	Enterohepatischer Kreislauf	besteht nicht
	Wirksame Metabolite	keine

Auch schon in therapeutischer Dosierung gefährlich. Die Medikation ist in der Schwangerschaft und Stillzeit kontraindiziert. Macht starke Entzugssymptomatik (Krämpfe, Herzstillstand beschrieben). Rebound-Effekt bis 6 Tage nach Absetzen. Bei intrathekaler Überdosierung ist nach 3 Tagen mit Entzugssymptomen zu rechnen. Herabsetzung der Krampfschwelle.

Klinik	*Magen, Darm:* Erbrechen. *Herz, Kreislauf:* Hypotonie, Bradykardie. *Nervensystem:* Verwirrtheit, Bewußtseinseintrübung, Atemdepression, Krämpfe.

Labor/ Diagnose		
	Blutkonzentration therapeutisch	< 0,4 mg/l
	toxisch	> 1 mg/l
	gefährlich	keine Daten

Therapie	Allgemeine therapeutische Maßnahmen: Primäre Giftentfernung. Der Wert der forcierten Diurese ist unbekannt. Bei akuter intrathekaler Intoxikation Lumbalpunktion und Entfernung der eingegebenen Menge. Spezielle medikamentöse Therapie: Atropin bei Hypotonie oder Bradykardie. Physostigmin wurde mit wechselndem Erfolg eingesetzt, bei bedrohlicher Symptomatik Physostigmin langsam 2 mg iv., ggf. wiederholen, in Extremfällen als Dauerinfusion mit 2 mg/Stunde. Extrakorporale Verfahren: Nicht sinnvoll.

Chronische Schäden	Nach akuter Intoxikation keine. Bei Dauergebrauch Leber- und Nierenschädigung.

68 Benzin

Vorkommen. Verwendung. Wirksame Bestandteile

Treibstoff, Extraktions- und Reinigungsmittel. Erdöldestillationsprodukt, aliphatische und aromatische Kohlenwasserstoffe deren Zusammensetzung von der Art des Erdöls abhängig ist.

Eigenschaften & Wirkungen

Wasserklare, leicht flüchtige Flüssigkeit. Brennbar, bildet mit Luft explosionsfähige Gemische. Bei mißbräuchlicher Anwendung (schnüffeln) können auch Additive eine Rolle spielen.

Klinik

Haut: Rötung, Brennen der Haut, Erythembildung. *Atemtrakt:* Husten, Atemnot. *Augen:* Rötung, Brennen der Augen, Konjunktivitis. *Magen, Darm:* Übelkeit, Erbrechen mit Aspirationsgefahr, Bauchschmerz, Durchfall. *Herz, Kreislauf:* Schwindel, Bradyarrhythmien. *Nervensystem:* Kopfschmerz, Bewußtseinseintrübung.

Labor/ Diagnose

Dräger- oder Auerröhrchen in der Luft oder Ausatemluft.

Therapie

Allgemeine therapeutische Maßnahmen: *Atemtrakt:* Symptombezogen.
Haut: Fettende Salbe. *Augen:* Langanhaltende Spülung, da Benzin schlecht wasserlöslich ist.
Magen, Darm: Kohle und Diarrhoe. Nur bei großen Mengen Magensaft unter Intubationsschutz absaugen. Bei Bewußtseinseintrübung kann eine Hyperventilationstherapie in Erwägung gezogen werden.
Spezielle medikamentöse Therapie: Kein Adrenalin, symptomatisch.
Extrakorporale Verfahren: Nicht sinnvoll.

Chronische Schäden

Nach akuter Intoxikation keine. Bei Dauerexposition Leber-, Nierenschädigung, Blutbildveränderung.

Vorkommen. Verwendung. Wirksame Bestandteile	Anticholinergikum, Parkinsonmittel, Handelspräparat z.B. Akineton.

Eigenschaften & Wirkungen	Tageshöchstdosis	16 mg
	Erste Symptome ab	0,2 mg/kg
	Orale Verfügbarkeit	30 %
	Wirkungseintritt nach	2 – 3 h
	Wirkdauer	6 – 8 h
	Eliminationshalbwertszeit	11- 37 h, altersabhängig
	Plasmapeak nach	1,5 h
	Plasmabindung	> 90 %
	Verteilungsvolumen	20 – 30 l/kg
	Ausscheidung über die Niere	erfolgt nicht
	Ausscheidung über den Darm	keine Daten
	Enterohepatischer Kreislauf	keine Daten
	Wirksame Metabolite	keine Daten

Erste Vergiftungen schon bei therapeutischer Dosierung. Die Medikation ist in Schwangerschaft und Stillzeit nicht zu empfehlen.

Klinik	*Augen:* Mydriasis. *Herz, Kreislauf:* Tachykardie, Hypertonie. *Andere innere Organe:* Blasenatonie. *Nervensystem:* Ängstlichkeit, Agitiertheit, Verwirrtheit, Psychose, Halluzinationen, trockener Mund, Bewußtseinseintrübung, (Krampfanfälle).

Labor/ Diagnose	Blutkonzentration	
	normal	< 0,1 mg/l
	toxisch	keine Daten
	gefährlich	keine Daten

Typisches anticholinerges Syndrom.

Therapie	Allgemeine therapeutische Maßnahmen: Primäre Giftentfernung. Spezielle medikamentöse Therapie: Bei bedrohlicher Symptomatik Physostigmin langsam 2 mg iv., ggf. wiederholen, in Extremfällen als Dauerinfusion mit 2 mg/Stunde. Bei hypertensiver Krise Natriumnitroprussid 0,0005 – 0,01 mg/kg und Stunde. Extrakorporale Verfahren: Nicht sinnvoll.

Chronische Schäden	Nach akuter Intoxikation keine. Bei Dauergebrauch Halluzinationen, Abhängigkeit.

Vorkommen. Verwendung. Wirksame Bestandteile

Clostridium botulinum ist ein anaerobes Stäbchenbakterium. Die Sporen sind ubiquitär im Erdreich vorhanden. Sieben verschiedene Toxine (A–G), die als Produkte von Clostridium botulinum in den Darm gelangen können. Typ A: In westlicher USA, Typ B: In östlicher USA und in Europa am häufigsten, Typ E: vorwiegend in Fischen und Muscheln. Lebensmittelquellen: Nicht ausreichend hitzesterilisierte Konserven, anaerobe vakuumverpackte Gemüse, Fleisch, Fisch, Wurst, Schinken, Geräuchertes, Käse, Früchte, Gewürze, Honig. Selten die sogenannte Nestbildung, das heißt anaerobe Kernzonen können befallen sein, der äußere Bereich des Lebensmittels nicht. Das bedeutet, daß nicht alle Personen, die die gleichen Lebensmittel verzehrt haben, erkranken müssen.

Eigenschaften & Wirkungen

Hitzeresistente Sporen, die erst bei Dampf von 120°C u. 30 Minuten Dauer unschädlich werden. Kochen bei 100°C können mehrere Stunden überlebt werden. Die Bildung der Toxine wird durch saures Milieu (ab pH 4,5), hohe Salzkonzentration oder Nitritzugabe gehemmt. Diese Toxine sind säurebeständig, aber nicht hitzeresistent. Sie werden durch Erhitzung zerstört bei 90°C in 10 min, bei 80°C in 30 min. Beachte: Auch geringste Mengen sind toxisch, also nie bei Verdacht Lebensmittel probieren. Die Lebensmittel weisen nicht immer eindeutige Verderbsmerkmale auf, wie z. B. Gasbildung oder üblen Geruch. Latenzzeit meist 24–36 Stunden, aber auch 4 Stunden und 8 Tage sind möglich. Je kürzer die Latenz, desto schwerer ist im allgemeinen der Verlauf. Botulismustoxine hemmen die Freisetzung des Acetylcholins an allen cholinergen Synapsen.

Klinik

Augen: Doppelbilder, die subjektiv als Verschwommensehen empfunden werden, Schielen, Ptosis, oft Mydriasis, *Magen-Darmtakt:* Anfangs oft vermehrter Speichelfluß später Mundtrockenheit, Übelkeit, Erbrechen, Diarrhoe, Obstipation, Ileus. *Nervensystem:* Schwindel, Kopfschmerz, Absteigende Lähmungserscheinungen, Atemstörungen bis zur Atemlähmung. *Weitere Symptome:* Unwohlsein, Schluck- und Sprechstörungen, verminderter Tränenfluß, Harnverhalten, Muskelschwäche der Extremitäten und des Rumpfes.

Labor/ Diagnose

Mikrobiologischer Nachweis aus Blut, Stuhl, Speiseresten oder Mageninhalt, Erbrochenem. Blutabnahme vor Antitoxingabe. Alleiniger Stuhlnachweis ist nicht ausreichend. Speisereste asservieren (lassen).

B

Therapie	Bei begründetem Verdacht immer Klinikeinweisung. Allgemeine therapeutische Maßnahmen: Schon vor dem endgültigen Analysenergebnis Magenspülung, Kohle, Diarrhoe. Spezielle medikamentöse Therapie: Bei eindeutiger, progredient verlaufender neurologischer Symptomatik möglichst früh: Antitoxin Botulismus-Antitoxin (Behringwerke) nach vorherigem intracutanem Verträglichkeitstest (0,1 ml des 1:10 verdünnten Antitoxins). Initialdosis 250 ml langsam infundieren, weitere 250 ml als Dauertropfinfusion. Es wirkt neutralisierend auf das Toxin, verhindert Fortschreiten der Symptome (keine Besserung schon vorhandener Symptome). Extrakorporale Verfahren: Nicht sinnvoll.
Chronische Schäden	Nicht bekannt.

Vorkommen. Verwendung. Wirksame Bestandteile	Die Hauptverbrennungsprodukte sind Wasser, Kohlendioxid. Zusätzlich können Kohlenmonoxid, Ruß, Schwefeloxide, Salzsäure, Chlor, nitrose Gase und Blausäure entstehen. Dioxinbildung in Abhängigkeit vom Vorhandensein chlorierter Substanzen möglich, z.B. Transformatorkühlung (polychlorierte Biphenyle).
Eigenschaften & Wirkungen	Mischung aus Gasen, Rauch und Stäuben, deren Zusammensetzung von den Verbrennungsprodukten und der Verbrennungsart abhängt.
Klinik	*Haut:* Reizung. *Atemtrakt:* Reizung. *Augen:* Reizung. *Magen, Darm:* Reizung. *Nervensystem:* Symptome der Hypoxie. *Andere Symptome:* Wirkung von Kohlenmonoxid und in seltenen Fällen die der Cyanide.
Labor/ Diagnose	Dräger- oder Auerröhrchen zur Luftmessung der Schadstoffe, Astrup, CO-HB-Spiegel-Bestimmung.
Therapie	Allgemeine therapeutische Maßnahmen: Symptombezogene Behandlung. Spezielle medikamentöse Therapie: Ggf. Dexamethason Dosieraerosol initial 2 Hübe, dann alle 5–10 Minuten bis zur Leerung der Packung. Bei hohem CO-HB-Spiegel Sauerstoff, die Indikation zur Beatmung ist großzügig zu stellen. Wenn die CN-Symptomatik im Vordergrund steht 4-DMAP und Natriumthiosulfat. Extrakorporale Verfahren: Nicht sinnvoll.
Chronische Schäden	Abhängig von der Art der Brandgase.

Vorkommen. Verwendung. Wirksame Bestandteile	Tranquillans, Benzodiazepin, Handelspräparate z. B. Lexotanil, Normoc.

Eigenschaften & Wirkungen	
Tageshöchstdosis	18 mg
Gefährliche Dosis	s. Text
Orale Verfügbarkeit	> 80 %
Wirkungseintritt nach	0,5 – 1 h
Wirkdauer	> 48 h bei Überdosierung
Eliminationshalbwertszeit	5 – 32 h, altersabhängig
Plasmapeak nach	1 – 2 h
Plasmabindung	> 70 %
Verteilungsvolumen	0,5 – 2 l/kg
Ausscheidung über die Niere	< 3 %
Ausscheidung über den Darm	< 6 %
Enterohepatischer Kreislauf	keine Daten
Wirksame Metabolite	keine

Bromazepam kann häufiger zu schweren Vergiftungen mit Aspiration und Atemdepression führen als andere Benzodiazepine. Die Dosis-Letalis-Werte, die im Tierversuch ermittelt wurden, entsprechen nicht der Reaktion des Menschen auf Überdosierungen. Ernste Vergiftungen sieht man bereits im Bereich von mg/kg Mensch, und nicht erst im Bereich von g/kg Versuchstier. Am Ende der Schwangerschaft und im Alter sind die Halbwertszeiten verlängert. Die Medikation ist in Schwangerschaft nicht zu empfehlen und in der Stillzeit kontraindiziert.

Klinik	*Magen, Darm:* Erbrechen. *Herz, Kreislauf:* Hypotonie, Tachykardie. *Nervensystem:* Bewußtseinseintrübung, Atemdepression, aber auch paradoxe Reaktion mit Agitiertheit.

Labor/ Diagnose	

Blutkonzentration:

normal	< 0,2 mg/l
toxisch	> 0,3 mg/l
gefährlich	> 1 mg/l

Die Schwere der Erkrankung muß nicht mit der Wirkstoffkonzentration im Blut korrelieren. Schnelltest auf Benzodiazepine im Urin. Einmalig 0,2 mg Flumazenil iv.

Therapie	Allgemeine therapeutische Maßnahmen: Primäre Giftentfernung, Kohle und Diarrhoe rezidivierend. Spezielle medikamentöse Therapie: Theoretisch Flumazenil, ist in der Praxis aber wegen der langen Wirkung von Bromazepam nicht angezeigt. Extrakorporale Giftentfernung: Nicht sinnvoll.

Chronische Schäden	Nach akuter Intoxikation keine. Bei Dauergebrauch Abhängigkeit mit Entzugssyndrom.

Vorkommen. Verwendung. Wirksame Bestandteile	Tranquillans, Benzodiazepin, Handelspräparat z.B. Lendormin.

Eigenschaften & Wirkungen	Tageshöchstdosis	0,5 mg
	Erste Symptome ab	0,05 mg/kg
	Orale Verfügbarkeit	70%
	Wirkungseintritt nach	15 – 30 min
	Wirkdauer	7 – 10 h, 24 h bei Überdosierung
	Eliminationshalbwertzeit	4 – 9 h
	Plasmapeak nach	1 – 4 h
	Plasmabindung	> 90%
	Verteilungsvolumen	0,4 – 1,3 l/kg
	Ausscheidung über die Niere	< 1%
	Ausscheidung über den Darm	20%
	Enterohepatischer Kreislauf	keine Daten
	Wirksame Metabolite	keine

Selten schwere Vergiftungen, hauptsächlich bei Mischintoxikationen. Die Medikation ist in der Schwangerschaft nicht zu empfehlen und in der Stillzeit kontraindiziert.

Klinik	*Herz, Kreislauf:* Hypotonie. *Nervensystem:* Bewußtseinseintrübung, Ataxie, (Atemdepression), aber auch paradoxe Reaktion wie Agitiertheit.

Labor/ Diagnose	Blutkonzentration	
	therapeutisch	< 0,01 mg/l
	toxisch	keine Daten
	gefährlich	keine Daten

Die Schwere der Vergiftungen muß nicht mit der Blutkonzentration korrelieren. Schnelltest auf Benzodiazepine im Urin. Einmalig 0,2 mg Flumazenil iv.

Therapie	Allgemeine therapeutische Maßnahmen: Primäre Giftentfernung, Kohle, Diarrhoe. Spezielle medikamentöse Therapie: Bei älteren Patienten zur Überbrückung einer Atemdepression Flumazenil iv. Extrakorporale Verfahren: Nicht sinnvoll.

Chronische Schäden	Nach akuter Intoxikation keine. Bei Dauergebrauch Abhängigkeit mit Entzugssyndrom.

Vorkommen. Verwendung. Wirksame Bestandteile	Spasmolytikum, Anticholinergikum, Handelspräparat z.B. Buscopan.

Eigenschaften & Wirkungen

Tageshöchstdosis	100 mg
Erste Symptome ab	therapeutischer Dosierung
Orale Verfügbarkeit	< 10 %
Wirkungseintritt nach	sec nach iv. Gabe
Wirkdauer	< 12 h
Eliminationshalbwertszeit	4 h
Plasmapeak nach	1 – 2 h
Plasmabindung	< 10 %
Verteilungsvolumen	3,5 l/kg
Ausscheidung über die Niere	< 1 %, 50 % bei parenteraler Verabreichung
Ausscheidung über den Darm	keine Daten
Enterohepatischer Kreislauf	besteht
Wirksame Metabolite	keine

Kein Wirkungsunterschied bei iv. oder ia. Gabe. Die Medikation ist in der Schwangerschaft nicht zu empfehlen, in der Stillzeit kontraindiziert.

Klinik

Augen: Mydriasis. *Magen, Darm:* Übelkeit, Erbrechen, Mundtrockenheit. *Herz, Kreislauf:* Tachykardie. *Nervensystem:* Bewußtseinseintrübung.

Labor/ Diagnose

Blutkonzentration	
therapeutisch	< 0,7 mg/l
toxisch	keine Daten
gefährlich	keine Daten

Therapie

Allgemeine therapeutische Maßnahmen: Bei Bewußtseinseintrübung primäre Giftentfernung und rezidivierend Kohle und Diarrhoe.
Spezielle medikamentöse Therapie: Keine, symptomatisch.
Extrakorporale Verfahren: Nicht sinnvoll.

Chronische Schäden

Nach akuter Intoxikation keine. Bei Dauergebrauch Glaukombildung.

Vorkommen Verwendung Wirksame Bestandteile	ACE-Hemmer, Antihypertonikum, Handelspräparate z.B. Lopirin, Tensobon.

Eigenschaften & Wirkungen		
	Tageshöchstdosis	150 mg
	Gefährliche Dosis	siehe Text
	Orale Verfügbarkeit	70%
	Wirkungseintritt nach	15 – 60 in
	Wirkdauer	8 – 12 h
	Eliminationshalbwertszeit	1 – 2 h
	Plasmapeak nach	0,5 – 1 h
	Plasmabindung	< 35%
	Verteilungsvolumen	0,7 – 2 l/kg
	Ausscheidung über die Niere	< 50%
	Ausscheidung über den Darm	< 18%
	Enterohepatischer Kreislauf	keine Daten
	Wirksame Metabolite	nicht aktiv

Bei Überdosierung unterschiedliche Verläufe, in den meisten Fällen blande, aber ab 7 mg/kg auch schwere Erkrankungen möglich. In Schwangerschaft und Stillzeit kontraindiziert.

Klinik	*Herz, Kreislauf:* Bradykardie, Hypotonie. *Nervensystem:* Bewußtseinseintrübung.

Labor/ Diagnose	Blutkonzentration	
	therapeutisch	< 1 mg/l
	toxisch	keine Daten
	gefährlich	> 60 mg/l.

Therapie	Allgemeine therapeutische Maßnahmen: Bei Mengen über 10 mg/kg KG primäre Giftentfernung. Darunter nur Kohle und Diarrhoe. Spezielle medikamentöse Therapie: Keine, symptomatisch. Extrakorporale Verfahren: Hämodialyse, praktisch aber kaum erforderlich.

Chronische Schäden	Nach akuter Intoxikation keine. Bei Dauergebrauch Leber- und Nierenschädigung, Blutbildveränderung.

Vorkommen. Verwendung. Wirksame Bestandteile	Antiepileptikum, Handelspräparate z. B. Tegretal, Timonil.

Eigenschaften & Wirkungen

		Carbam-ezepinepoxid
Tageshöchstdosis	25 mg/kg	
Gefährliche Dosis	50 mg/kg	
Orale Verfügbarkeit	70–90 %	
Wirkungseintritt nach	0,5–1 h	
Wirkdauer	> 36 h	
Eliminationshalbwertszeit	6–25 h	6 h
	bis 70 h bei Überdosierung	
Plasmapeak nach	4–8 h	
	bis 24 h bei Überdosierung	
Plasmabindung	60–85 %	50 %
Verteilungsvolumen	1–2 l/kg	1 l/kg
Ausscheidung über die Niere	< 3 %	< 1 %
Ausscheidung über den Darm	30 %	
Enterohepatischer Kreislauf	keine Daten	
Wirksame Metabolite	Carbamazepinepoxid	

Geringe therapeutische Breite. Bei Überdosierung ist ein verzögerter Wirkungseintritt möglich. Mischintoxikationen führen häufig zu schweren Vergiftungen. Die Medikation ist in Schwangerschaft und Stillzeit nicht zu empfehlen. Mischintoxikationen führen häufig zu schweren Vergiftungen.

Klinik

Augen: Mydriasis, Doppelbilder. *Herz, Kreislauf:* Tachykardie, Bradykardie, Hypotonie. *Nervensystem:* Bewußtseinseintrübung, Ataxie, Schwindel, Atemdepression, Krampfanfälle!

Labor/ Diagnose

Blutkonzentration	
therapeutisch	< 10 mg/l
toxisch	> 10 mg/l
gefährlich	> 40 mg/l.

Therapie

Allgemeine therapeutische Maßnahmen: Primäre Giftentfernung, da die Ausscheidung über den Darm erfolgt, rezidivierend Kohle und Diarrhoe.
Spezielle medikamentöse Therapie: Keine.
Extrakorporale Verfahren: Hämoperfusion nach Ausschöpfen der primären Maßnahmen bei bedrohlichen Vergiftungen oder ab 40 mg Carbamazepin/l Blut.

Chronische Schäden

Nach akuter Intoxikation keine. Bei Dauergebrauch Haarausfall, Leberschädigung.

Vorkommen. Verwendung. Wirksame Bestandteile	Industriechemikalie, Desinfektionsmittel. Wird aus Hypochloriten freigesetzt und bildet mit Feuchtigkeit hypochlorige Säure und Salzsäure.
Eigenschaften & Wirkungen	Gelbes, stechend riechendes Gas, schwerer als Luft, nicht brennbar, schlecht wasserlöslich. Geruchsschwelle 0,15 mg/m3.
Klinik	*Atemtrakt:* Husten, Dyspnoe, Bronchospasmus, toxisches Lungenödem mit Latenzzeit von mehreren Stunden. *Haut:* Reizung. *Augen:* Reizung, Konjunktivitis. *Magen, Darm:* Reizung.
Labor/ Diagnose	Luftmessungen mittels Dräger- oder Auerröhrchen, Röntgenthorax.
Therapie	Allgemeine therapeutische Maßnahmen: Symptombezogene Behandlung. Spezielle medikamentöse Therapie: Lungenödemprophylaxe mit Dexamethason Dosieraerosol initial 1 – 2 Hub, dann alle 5 – 10 Minuten 1 Hub bis zur Leerung der Packung. Extrakorporale Verfahren: Nicht sinnvoll.
Chronische Schäden	Akne, Bronchitis.

| Vorkommen. Verwendung. Wirksame Bestandteile | Hypnotikum, Sedativum, Prodrug von Trichlorethanol, Handelspräparat z. B. Chloraldurat. |

Eigenschaften & Wirkungen

		Trichlorethanol
Tageshöchstdosis	2000 mg	
Gefährliche Dosis	100 mg/kg	
Orale Verfügbarkeit	keine Daten	
Wirkungseintritt nach	30 min	
Wirkdauer		Tage
Eliminationshalbwertszeit	5 min	4 – 12 h, 30 h bei Überdosierung
Plasmapeak nach	30 min	
Plasmabindung		40%
Verteilungsvolumen		0,6 – 1,6 l/kg
Ausscheidung über die Niere	< 5%	0,5%
Ausscheidung über den Darm		keine Daten
Enterohepatischer Kreislauf		keine Daten
Wirksame Metabolite	Trichlorethanol	Trichloressigsäure

Gefährliches Medikament mit häufig schweren Vergiftungen, besonders mit Alkohol oder anderen Hypnotika oder Psychopharmaka.

Klinik

Herz, Kreislauf: Hypotonie, Herzkreislaufdepression. *Nervensystem:* Bewußtseinseintrübung, Hypothermie, Atemdepression.

Labor/-Diagnose

Blutkonzentration (als Trichlorethanol)
therapeutisch	< 20 mg/l
toxisch	> 100 mg/l
gefährlich	> 250 mg/l.

Therapie

Allgemeine therapeutische Maßnahmen: Primäre Giftentfernung.

Spezielle medikamentöse Therapie: Bei schnell einsetzender Atemdepression Flumazenil 0,2 mg iv., ggf. wiederholen.

Extrakorporale Verfahren: Hämodialyse oder Hämoperfusion nach Ausschöpfen der primären Maßnahmen bei bedrohlicher Vergiftung oder ab 250 mg Trichlorethanol/l Blutplasma.

Chronische Schäden

Nach akuter Intoxikation keine. Bei Dauergebrauch Abhängigkeit mit Entzugssyndrom.

Vorkommen. Verwendung. Wirksame Bestandteile	Tranquillans, Benzodiazepin, Handelspräparate z.B. Librium, Multum.

Eigenschaften & Wirkungen

Tageshöchstdosis	100 mg
Erste Symptome ab	1 – 2 mg/kg
Orale Verfügbarkeit	< 100 %
Wirkungseintritt nach	0,5 – 1 h
Wirkdauer	> 48 h
Eliminationshalbwertszeit	6 – 25 h, bis 90 h Metabolite
Plasmapeak nach	1 – 2 h
Plasmabindung	97 %
Verteilungsvolumen	0,3 l/kg
Ausscheidung über die Niere	< 2 %
Ausscheidung über den Darm	keine Daten
Enterohepatischer Kreislauf	keine Daten
Wirksame Metabolite	Desmethylchlordiazepoxid, Demoxepam, Desmethyldiazepam, Oxazepam

Schwere Vergiftungen hauptsächlich bei Mischintoxikationen. Die Medikation ist in Schwangerschaft nicht zu empfehlen und in der Stillzeit kontraindiziert.

Klinik

Magen, Darm: Übelkeit, Erbrechen. *Herz, Kreislauf:* Tachykardie. *Nervensystem:* Bewußtseinseintrübung, aber auch paradoxe Reaktion mit Agitiertheit.

Labor/ Diagnose

Blutkonzentration	
therapeutisch	< 2 mg/l
toxisch	> 3 mg/l
gefährlich	> 5 mg/l

Die Schwere der Erkrankung muß nicht mit der Konzentration im Blut korrelieren.
Schnelltest auf Benzodiazepine im Urin. Einmalig 0,2 mg Flumazenil iv.

Therapie

Allgemeine therapeutische Maßnahmen: Primäre Giftentfernung. Kohle und Diarrhoe rezidivierend.
Spezielle medikamentöse Therapie: Theoretisch Flumazenil, ist aber wegen der langen Halbwertszeit von Chlordiazepoxid und den Metaboliten nicht sinnvoll.
Extrakorporale Verfahren: Nicht sinnvoll.

Chronische Schäden

Nach akuter Intoxikation keine. Bei Dauergebrauch Abhängigkeit mit Entzugssyndrom.

Vorkommen. Verwendung. Wirksame Bestandteile	Antimalariamittel, Antirheumatikum, Protozoenmittel, Handelspräparat z. B. Resochin.

Eigenschaften & Wirkungen

Tageshöchstdosis	1000 mg
Gefährliche Dosis	20 mg/kg
Orale Verfügbarkeit	90 %
Wirkungseintritt nach	0,5 – 1 h, kann auch um h's verzögert sein
Wirkdauer	Tage
Eliminationshalbwertszeit	20 h-60 d
Plasmapeak nach	2 – 6 h
Plasmabindung	50- 70 %
Verteilungsvolumen	100 l/kg
Ausscheidung über die Niere	< 20 % bei Überdosierung
Ausscheidung über den Darm	keine Daten
Enterohepatischer Kreislauf	keine Daten
Wirksame Metabolite	Desethylchloroquin

Gefährliches Medikament mit ersten Symptomen im therapeutischen Bereich und häufig schweren Vergiftungen. Todesfälle ab 1 g. Letale Verläufe sind innerhalb von 3 h aufgetreten. Die Medikation ist in Schwangerschaft und Stillzeit kontraindiziert.

Klinik

Auge: Verschwommen sehen, Doppelbilder. *Magen, Darm:* Erbrechen. *Herz, Kreislauf:* Arrhythmien, Hypotonie, AV-Block, Herz-Kreislaufdepression. *Andere innere Organe:* Nierenversagen. *Nervensystem:* Bewußtseinseintrübung, Krämpfe, Atemdepression.

Labor/ Diagnose

Blutkonzentration	
therapeutisch	< 0,03 mg/l
toxisch	> 0,25 mg/l
gefährlich	> 3 mg/l
	Todesfälle bei 8 mg/l

Elektrolytbestimmung: Hypokaliämie.

Therapie

Allgemeine therapeutische Maßnahmen: Auch bei 'geringen' Mengen primäre Giftentfernung (Gfs. unter Intubation und Beatmung).

Spezielle medikamentöse Therapie: Bei gesicherter Einnahme und ersten Symptomen Diazepam iv. initial 1(2) mg/kg, dann 5 – 10 mg/h (Menge ist von Schwere der Symptomatik abhängig) über 48 h. Die Diazepamtherapie hat die Letalität schwerer Vergiftungen stark gesenkt.

Extrakorporale Verfahren: Nicht sinnvoll.

Chronische Schäden

Nach akuter Intoxikation keine. Bei Dauergebrauch Retinopathie.

Vorkommen. Verwendung. Wirksame Bestandteile	Neuroleptikum, Handelspräparat z. B. Truxal.

Eigenschaften & Wirkungen		
	Tageshöchstdosis	600 mg
	Gefährliche Dosis	50 mg/kg
	Orale Verfügbarkeit	< 60 %
	Wirkungseintritt nach	0,5 – 1,5 h
	Wirkdauer	> 24 h
	Eliminationshalbwertszeit	6 – 12 h
	Plasmapeak nach	2 – 4 h
	Plasmabindung	99 %
	Verteilungsvolumen	11 – 23 l/kg
	Ausscheidung über die Niere	< 30 %, teilweise metabolisiert
	Ausscheidung über den Darm	< 40 %, teilweise metabolisiert
	Enterohepatischer Kreislauf	besteht
	Wirksame Metabolite	keine
	Geringe therapeutische Breite.	

Klinik	*Augen:* Miosis, (Mydriasis). *Herz, Kreislauf:* Tachykardie, Hypotonie (Hypertonie). *Nervensystem:* Agitiertheit, Bewußtseinseintrübung, Atemdepression, Krampfanfälle, Dyskinesien, malignes neuroleptisches Syndrom.

Labor/ Diagnose		
	Blutkonzentration	
	therapeutisch	< 0,3 mg/l
	toxisch	> 0,4 mg/l
	gefährlich	> 0,8 mg/l

Therapie	Allgemeine therapeutische Maßnahmen: Primäre Giftentfernung mit rezidivierender Kohle und Diarrhoe. Spezielle medikamentöse Maßnahmen: Bei Krampfanfällen oder Herzrhythmusstörungen, die mit konventioneller Therapie nicht in den Griff zu bekommen sind, Physostigmin, 2 mg langsam iv., ggf. Dosis erhöhen oder Dauerinfusion mit 2 mg/Stunde. Biperiden bei malignem neuroleptischen Syndrom bis 5 mg langsam iv. Extrakorporale Verfahren: Nicht sinnvoll.

Chronische Schäden	Nach akuter Intoxikation keine. Bei Dauergebrauch Cholestase, Polyneuropathie.

Vorkommen. Verwendung. Wirksame Bestandteile	Tranquillans, Benzodiazepin, Handelspräparat z. B. Frisium.

Eigenschaften & Wirkungen

Tageshöchstdosis	80 mg
Erste Symptome ab	> 2 mg/kg
Orale Verfügbarkeit	100 %
Wirkungseintritt nach	1 – 1,5 h
Wirkdauer	Tage
Eliminationshalbwertszeit	10 – 50 h, altersabhängig. Metabolit > 70 h
Plasmapeak nach	1 – 3 h
Plasmabindung	> 85 %
Verteilungsvolumen	0,9 – 1,4 l/kg
Ausscheidung über die Niere	< 10 %
Ausscheidung über den Darm	keine Daten
Enterohepatischer Kreislauf	keine Daten
Wirksame Metabolite	Desmethylclobazam

Die Medikation ist im 1. Trimenon der Schwangerschaft und in der Stillzeit kontraindiziert.

Klinik

Herz, Kreislauf: Tachykardie, Hypotonie. *Nervensystem:* Bewußtseinseintrübung, (Atemdepression), aber auch paradoxe Reaktion mit Agitiertheit.

Labor/ Diagnose

Blutkonzentration	
therapeutisch	< 0,3 mg/l
toxisch	keine Daten
gefährlich	> 1,5 mg/l

Die Schwere der Erkrankung muß nicht mit der Konzentration im Blut korrelieren.

Schnelltest auf Benzodiazepine im Urin. Einmalig 0,2 mg Flumazenil iv.

Therapie

Allgemeine therapeutische Maßnahmen: Primäre Giftentfernung. Kohle und Diarrhoe rezidivierend.

Spezielle medikamentöse Therapie: Theoretisch Flumazenil, ist aber wegen der langen Halbwertszeit von Clobazam und Desmethylclobazam in der Praxis ohne Bedeutung.

Extrakorporale Verfahren: Nicht sinnvoll.

Chronische Schäden

Nach akuter Intoxikation keine. Bei Dauergebrauch Abhängigkeit mit Entzugssyndrom.

Vorkommen. Verwendung. Wirksame Bestandteile	Hypnotikum, Antikonvulsivum, Handelspräparat z. B. Distraneurin. Weitere Bezeichnung Chlormethiazol.

Eigenschaften & Wirkungen		
	Tageshöchstdosis	2000 mg
	Gefährliche Dosis	40 mg/kg mit Ethanol
	Orale Verfügbarkeit	< 40 %
	Wirkungseintritt nach	20 min
	Wirkdauer	4 h
	Eliminationshalbwertszeit	2 – 9 h, altersabhängig
	Plasmapeak nach	0,5 h
	Plasmabindung	> 60 %
	Verteilungsvolumen	2 – 4 l/kg
	Ausscheidung über die Niere	< 5 %
	Ausscheidung über den Darm	keine Daten
	Enterohepatischer Kreislauf	keine Daten
	Wirksame Metabolite	keine

Häufig schwere Vergiftungen ab 100 mg/kg, mit Alkohol schon ab 40 mg/kg. Die Medikation ist in Schwangerschaft und Stillzeit nicht zu empfehlen.

Klinik	*Herz, Kreislauf:* Hypotonie, Tachykardie. *Nervensystem:* Bewußtseinseintrübung, Atemdepression, vermehrter Speichelfluß.

Labor/ Diagnose		
	Blutkonzentration	
	therapeutisch	< 2 mg/l
	toxisch	> 4 mg/l
	gefährlich	> 8 mg/l

Therapie	Allgemeine therapeutische Maßnahmen: Primäre Giftentfernung. Spezielle medikamentöse Therapie: Keine, symptomatisch. Extrakorporale Verfahren: Nicht sinnvoll.

Chronische Schäden	Nach akuter Intoxikation keine. Bei Dauergebrauch wie Klinik.

Clomipramin

C

Vorkommen. Verwendung. Wirksame Bestandteile	Trizyklisches Antidepressivum, Handelspräparat z.B. Anafranil.

Eigenschaften & Wirkungen

Tageshöchstdosis	300 mg
Gefährliche Dosis	10 mg/kg
Orale Verfügbarkeit	20–80%
Wirkungseintritt nach	0,5–2 h, bei Überdosierung verzögert
Wirkdauer	> 48 h bei Überdosierung
Eliminationshalbwertszeit	19–37 h, Metabolit 54–77 h
Plasmapeak nach	2–6 h
Plasmabindung	> 90%
Verteilungsvolumen	7–20 l/kg
Ausscheidung über die Niere	< 1%, < 60% metabolisiert
Ausscheidung über den Darm	30% metabolisiert
Enterohepatischer Kreislauf	keine Daten
Wirksame Metabolite	Desmethylclomipramin

Geringe therapeutische Breite. Die Medikation ist in Schwangerschaft nicht zu empfehlen und in der Stillzeit kontraindiziert.

Klinik

Auge: Mydriasis. *Herz, Kreislauf:* Tachykardie, Hypotonie. *Nervensystem:* Wechselnde Bewußtseinslage, Agitiertheit, Hyperreflexie, Bewußtseinseintrübung, Atemdepression, (Krampfanfälle).

Labor/ Diagnose

Blutkonzentration (korreliert nicht mit der Schwere)

therapeutisch	< 0,2 mg/l
toxisch	> 0,4 mg/l
gefährlich	> 1 mg/l

Typisches anticholinerges Syndrom.

Therapie

Allgemeine therapeutische Maßnahmen: Primäre Giftentfernung besonders gründlich wegen der verzögerten Resorption, Kohle und Diarrhoe rezidivierend.

Monitorüberwachung nach EKG-Normalisierung für noch mindestens 2 Tage. Bei schweren Herzrhythmusstörungen Schrittmacher.

Spezielle medikamentöse Therapie: Kein Physostigmin, kein Flumazenil bei Mischintoxikationen mit Benzodiazepinen, wegen erhöhter Krampfgefährdung.

Extrakorporale Verfahren: Nicht sinnvoll.

Chronische Schäden

Nach akuter Intoxikation keine. Bei Dauergebrauch Abhängigkeit mit Entzugssyndrom.

Vorkommen. Verwendung. Wirksame Bestandteile	Antiepileptikum, Benzodiazepin, Handelspräparat z.B. Rivotril.

Eigenschaften & Wirkungen		
	Tageshöchstdosis	8 mg
	Erste Symptome	ab therapeutischer Dosierung
	Orale Verfügbarkeit	70%
	Wirkungseintritt nach	20–40 min
	Wirkdauer	6–12 h
	Eliminationshalbwertszeit	20–40 h
	Plasmapeak nach	1–4 h
	Plasmabindung	>85%
	Verteilungsvolumen	2–4 l/kg
	Ausscheidung über die Niere	<1%
	Ausscheidung über den Darm	25% in 7 d
	Enterohepatischer Kreislauf	keine Daten
	Wirksame Metabolite	keine

Die Medikation ist in Schwangerschaft nicht zu empfehlen und in der Stillzeit kontraindiziet.

Klinik	*Nervensystem:* Bewußtseinseintrübung, aber auch paradoxe Reaktion mit Agitiertheit. Bei Mischintoxikationen mit Hypnotika oder Psychopharmaka Hypotonie und Tachykardie, Koma, Atemdepression. Cave:Bei Kleinkindern vermehrter Speichelfluß.

Labor/ Diagnose		
	Blutkonzentration	
	therapeutisch	<0,08 mg/l
	toxisch	0,1 mg/l
	gefährlich	1 mg/l

Die Schwere der Erkrankung muß nicht mit der Konzentration im Blut korrelieren.
Schnelltest auf Benzodiazepine im Urin. Einmalig 0,2 mg Flumazenil iv.

Therapie	Allgemeine therapeutische Maßnahmen: Primäre Giftentfernung, Kohle und Diarrhoe rezidivierend. Spezielle medikamentöse Therapie: Theoretisch Flumazenil, wegen der langen Halbwertszeit von Clonazepam und der Entzugsgefahr aber nicht zu empfehlen. Extrakorporale Verfahren: Nicht sinnvoll.

Chronische Schäden	Nach akuter Intoxikation keine. Bei Dauergebrauch Abhängigkeit mit Entzugssyndrom.

C

Vorkommen. Verwendung. Wirksame Bestandteile	α-2-Rezeptoragonist, Antihypertensivum, Einsatz auch bei Alkohol-, und Medikamentenentzugswirkung. Handelspräparate z. B. Catapresan, Dixarit.

Eigenschaften & Wirkungen

Tageshöchstdosis	1,2 mg
Gefährliche Dosis	0,1 mg/kg
Orale Verfügbarkeit	> 75 %
Wirkungseintritt nach	30 – 60 min
Wirkdauer	6 – 10 h
Eliminationshalbwertszeit	6 – 23 h
Plasmapeak nach	2 – 4 h, bis 6 h bei Retardformen.
Plasmabindung	20 – 40 %
Verteilungsvolumen	2 – 4 l/kg
Ausscheidung über die Niere	< 60 % in 24 h
Ausscheidung über den Darm	10 – 20 %
Enterohepatischer Kreislauf	keine Daten
Wirksame Metabolite	keine

Erste Symptome können nach Minuten auftreten.

Klinik

Augen: Miosis. *Magen, Darm:* Darmatonie. *Herz, Kreislauf:* Schwindel, Blässe Schweissausbruch, Hypotonie, (Hypertonie), Bradykardie, AV-Block, *Nervensystem:* Bewußtseinseintrübung.

Labor/ Diagnose

Blutkonzentration	
therapeutisch	< 0,001 mg/l
toxisch	> 0,001 mg/l
gefährlich	> 0,006 mg/l.

Therapie

Allgemeine therapeutische Maßnahmen: Primäre Giftentfernung, Kohle, Diarrhoe wenn keine Darmatonie besteht.
Spezielle medikamentöse Therapie: Bei Bradykardie Atropin 0,5 – 2 mg alle 5 min iv. Bei Hypotonie Dopamin 0,002 – 0,01 mg/kg pro min. Bei Hypertonie (massive Überdosierungen) Nitroprussid iv. 0000,5 – 0,01 mg/kg pro min. Wenn keine Wirkung eintritt Naloxon 2 mg iv. als Bolus. Wenn keine Wirkung eintritt Tolazolin 10 mg iv. Bei Wirkung ggf. wiederholen.
Extrakorporale Verfahren: Nicht sinnvoll.

Chronische Schäden

Nach akuter Intoxikation keine. Bei Dauergebrauch Obstipation, nach Absetzen Rebound-Effekt.

Vorkommen. **Verwendung.** **Wirksame** **Bestandteile**	Tranquillans, Benzodiazepin, Prodrug von N-Desmethyl-diazepam (Nordazepam), Handelspräparat z. B. Tranxilium. Weitere Bezeichnung: Dikaliumclorazepat.

Eigenschaften & Wirkungen

		N-Desmethyl-diazepam
Tageshöchstdosis	300 mg	
Erste Symptome ab	1 mg/kg	
Orale Verfügbarkeit	keine Daten	
Wirkungseintritt nach	0,5 – 2 h	
Wirkdauer		> 24 h bei Überdosierung
Eliminationshalbwertszeit		30 – 100 h
Plasmapeak nach	1 – 2,5 h	
Plasmabindung		96 %
Verteilungsvolumen		1 – 2 l/kg
Ausscheidung über die Niere		< 1 %
Ausscheidung über den Darm		keine Daten
Enterohepatischer Kreislauf		keine Daten
Wirksame Metabolite	Desmethyl-diazepam	Oxazepam

Die Medikation ist in Schwangerschaft nicht zu empfehlen und in der Stillzeit kontraindiziert.

Klinik	*Herz, Kreislauf :* Tachykardie, Hypotonie. *Nervensystem:* Be-wußtseinseintrübung, (Atemdepression), aber auch para-doxe Reaktion mit Agitiertheit.

Labor/ Diagnose

Blutkonzentration (Desmethyldiazepam)
therapeutisch	< 0,2 mg/l
toxisch	> 2 mg/l
gefährlich	keine Daten

Die Schwere der Erkrankung muß nicht mit der Konzentra-tion im Blut korrelieren.
Schnelltest auf Benzodiazepine im Urin. Einmalig 0,2 mg Flu-mazenil iv.

Therapie	Allgemeine therapeutische Maßnahmen: Primäre Giftent-fernung. Kohle und Diarrhoe. Spezielle medikamentöse Therapie: Theoretisch Flumazenil, ist aber wegen der langen Wirkung von Desmethyl-diazepam in der Praxis ohne Bedeutung. Extrakorporale Verfahren: Nicht sinnvoll.

Chronische Schäden	Nach akuter Intoxikation keine. Bei Dauergebrauch Ab-hängigkeit mit Entzugssyndrom.

Vorkommen. **Verwendung.** **Wirksame** **Bestandteile**	Trizyklisches Neuroleptikum, Handelspräparat z. B. Leponex.

C

Eigenschaften & Wirkungen	Tageshöchstdosis	800 mg
	Gefährliche Dosis	20 mg/kg
	Orale Verfügbarkeit	< 50 %
	Wirkungseintritt nach	0,5 – 1 h
	Wirkdauer	6 h
	Eliminationshalbwertszeit	12 h
	Plasmapeak nach	3 h
	Plasmabindung	95 %
	Verteilungsvolumen	0,5 – 3 l/kg
	Ausscheidung über die Niere	< 5 %, < 50 % metabolisiert
	Ausscheidung über den Darm	< 40 % metabolisiert
	Enterohepatischer Kreislauf	40 % mit Metaboliten
	Wirksame Metabolite	n-Desmethylclozapin

Erste Vergiftungen schon im therapeutischen Bereich. Die Medikation ist in Schwangerschaft und Stillzeit kontraindiziert.

Klinik	*Herz, Kreislauf:* Tachykardie. *Nervensystem:* Bewußtseinstrübung, Ataxie, aber auch Agitiertheit, Hypersalivation, Hypothermie, Atemdepression, Krampfanfälle.

Labor/ Diagnose	Blutkonzentration	
	therapeutisch	< 0,15 mg/l
	toxisch	> 0,6 mg/l
	gefährlich	> 2 mg/l.

Therapie	Allgemeine therapeutische Maßnahmen: Primäre Giftentfernung, Kohle und Diarrhoe rezidivierend.

Spezielle medikamentöse Therapie: Bei bedrohlicher Symptomatik Physostigmin langsam 2 mg iv., ggf. wiederholen, in Extremfällen als Dauerinfusion mit 2 mg/Stunde. Bei starker Hypersalivation, wenn keine Tachykardie besteht Atropin 0,5 – 2 mg/Stunde iv. Bei Tachykardie und bedrohlicher Hypersalivation Intubation.

Extrakorporale Verfahren: Nicht sinnvoll.

Chronische Schäden	Nach akuter Intoxikation keine. Bei Dauergebrauch Blutbildveränderungen.

| **Vorkommen. Verwendung. Wirksame Bestandteile** | Psychostimulanz, Szenejargon: Koks, Schnee, Crack. Unter Umständen können auch die Streckmittel von Bedeutung sein. |

Eigenschaften & Wirkungen

	oral	nasal	inhalativ
Tageshöchstdosis			
Gefährliche Dosis	0,3 mg/kg	5 mg/kg	
Verfügbarkeit	30–40%	60–80%	30–70%
Wirkungseintritt nach			
Wirkdauer	3–4 h	30–60 min	20–30 min
Eliminations- halbwertszeit	50–60 min	70–90 min	30–50 Min
Plasmapeak nach	50–90 min	15–60 min	3–5 min
Plasmabindung	<9%		
Verteilungsvolumen	2–3 l/kg		
Ausscheidung über die Niere	<10%		
Ausscheidung über den Darm	<6%		
Enterohepatischer Kreislauf			
Wirksame Metabolite	Norcocain		

Bei der gefährlichen Dosis gibt es große individuelle Breiten. Es wurden gefährliche Vergiftungen ab 25 mg und symptomfreie Einnahmen bis 10.000 mg beschrieben. Besonders gefährlich ist Crack. Die Einnahme ist in Schwangerschaft und Stillzeit nicht zu empfehlen.

Klinik

Herz, Kreislauf: , Tachykardie, Hyper-, oder Hypotonie. *Nervensystem:* Agitiertheit, Halluzinationen, Bewußtseineintrübung, Krampfanfälle, Atemdepression.

Labor/ Diagnose

Blutkonzentration
„therapeutisch"   < 0,3 mg/l
toxisch   > 0,5 mg/l
gefährlich   > 1 mg/l
CK-Wert-Bestimmung.
Die Konzentration hängt von der Applikation ab und muß nicht mit der Schwere der Erkrankung korrelieren.

Therapie

Allgemeine therapeutische Maßnahmen: Bei oraler Aufnahme primäre Giftelemination. Bei parenteraler Aufnahme symptomatisch.
Spezielle medikamentöse Therapie: Bei Arrhythmien Labetalol 0,25 mg/kg langsam iv., sonst symptomatisch.
Extrakorporale Verfahren: Nicht sinnvoll.

Chronische Schäden

Abhängigkeit mit Entzugssyndrom beim Absetzen.

Vorkommen. **Verwendung.** **Wirksame** **Bestandteile**	Antitussivum, Analgetikum, Opioid, wird als Ersatzdroge mißbraucht, Handelspräparate z.B. Bronchoforton, Codipertussin.	

Eigenschaften **& Wirkungen**	Tageshöchstdosis	360 mg
	Gefährliche Dosis	5 mg/kg
	Orale Verfügbarkeit	70%
	Wirkungseintritt nach	30–60 min
	Wirkdauer	4–12 h
	Eliminationshalbwertszeit	2–4 h
	Plasmapeak nach	1 h
	Plasmabindung	< 10%
	Verteilungsvolumen	3–5 l/kg
	Ausscheidung über die Niere	< 16%, 95% metabolisiert in 2 d
	Ausscheidung über den Darm	keine Daten
	Enterohepatischer Kreislauf	keine Daten
	Wirksame Metabolite	Norcodein, Morphin, Normorphin

Die Medikation ist in Schwangerschaft und Stillzeit nicht zu empfehlen.

Klinik	*Haut:* Juckreiz, Flush, Ödeme und Urticaria. *Magen, Darm:* Übelkeit, Erbrechen, Bauchschmerz. *Nervensystem:* Bewußtseinseintrübung, Atemdepression.

Labor/ **Diagnose**	Blutkonzentration	
	therapeutisch	< 0,1 mg/l
	toxisch	> 1 mg/l
	gefährlich	> 1,8 mg/l.

Therapie	Allgemeine therapeutische Maßnahmen: Primäre Giftentfernung, Kohle und Diarrhoe. Keine forcierte Diurese wegen Lungenödemgefahr. Spezielle medikamentöse Therapie: Bei Atemdepression Naloxon 2 mg iv. ggf. wiederholen, Cave: Entzug bei süchtigen Patienten. Extrakorporale Verfahren: Nicht sinnvoll.

Chronische **Schäden**	Nach akuter Intoxikation keine. Bei Dauergebrauch Tinnitus, Entzugssyndrom.

Vorkommen. Verwendung. Wirksame Bestandteile	Tranquillans, Benzodiazepin, Handelspräparate z.B. Diazepam, Valium.

Eigenschaften & Wirkungen

Tageshöchstdosis	40 mg
Gefährliche Dosis	siehe Text
Orale Verfügbarkeit	100 %
Wirkungseintritt nach	30 min
Wirkdauer	> 48 h bei Überdosierung
Eliminationshalbwertszeit	20 – 70 h, altersabhängig
Plasmapeak nach	0,5 – 2 h
Plasmabindung	> 90 %
Verteilungsvolumen	1 – 2 l/kg
Ausscheidung über die Niere	< 1 %
Ausscheidung über den Darm	< 10 %
Enterohepatischer Kreislauf	besteht nicht
Wirksame Metabolite	Desmethyldiazepam, Oxazepam, Temazepam

Reine Diazepamvergiftungen bieten keine großen Komplikationen, aber in Einzelfällen sind schwere Vergiftungen beschrieben. Die Medikation ist in der Schwangerschaft nicht zu empfehlen und in der Stillzeit kontraindiziert. Im Alter können sich die Halbwertszeiten verdreifachen, akkumuliert im Körper.

Klinik

Magen, Darm: Erbrechen. *Herz, Kreislauf:* Hypotonie, Tachykardie, (Bradykardie). *Nervensystem:* Bewußtseinseintrübung, (Atemdepression), aber auch paradoxe Reaktion mit Agitiertheit.

Labor/ Diagnose

Blutkonzentration	
therapeutisch	< 2 mg/l
toxisch	> 2 mg/l
gefährlich	> 5 mg/l

Die Schwere der Erkrankung muß nicht mit der Konzentration im Blut korrelieren.
Schnelltest auf Benzodiazepine im Urin. Einmalig 0,2 mg Flumazenil iv.

Therapie

Allgemeine therapeutische Maßnahmen: Aufgrund der schnellen Wirkung kein Erbrechen, sondern bei schweren Vergiftungen Magenspülung, rezidivierend Kohle und Diarrhoe.
Spezielle medikamentöse Therapie: Theoretisch Flumazenil, wegen der langen Halbwertszeit von Diazepam und der Entzugsgefahr in der Praxis nicht von Bedeutung.
Extrakorporale Verfahren: Nicht sinnvoll.

Chronische Schäden

Nach akuter Intoxikation keine. Bei Dauergebrauch Abhängigkeit mit Entzugssyndrom.

Vorkommen. Verwendung. Wirksame Bestandteile

Farblose, nicht brennbare Flüssigkeit mit chloroformartigem Geruch. Siedepunkt bei 40 °C, schlecht löslich in Wasser, Dichte > 1. Beim Erhitzen bildet sich Phosgen und Chlorwasserstoff. Verwendung als Lösungsmittel und Treibgaskomponente in Sprays. Weitere Bezeichnung: Methylenchlorid.

Eigenschaften & Wirkungen

Bei der Konzentration des MAK-Wertes von 100 ml/m3 sieht man nach 7,5 Stunden einen CO-HB-Spiegel von 4% bei Nichtrauchern. Bei der Konzentration von 200 ml/m3 (Geruchsschwelle) kann es zu einem CO-HB von 7% kommen. Ab 300 ml/m3 werden Gedächtnis- und Gleichgewichtsstörung beobachtet.

Durch die Aufnahme über die Lungen, die Haut und den Magen-Darmtrakt kann sich in unterschiedlicher Ausprägung die gleiche Symptomatik ausbilden.

Metabolisierung zu Kohlenmonoxid (25–34%, die Halbwertszeit der CO-HB-Bindung ist 13 Stunden), Kohlendioxid und Ameisensäure. Die niedrigste tödliche Dosis beim Menschen wird mit 360 mg/kg oral angegeben. Ausscheidung über die Lunge.

Klinik

Haut: Reizung. *Augen:* Reizung. *Atemtrakt:* Bronchospasmus, Lungenödem. *Magen, Darm:* Reizung. *Herz, Kreislauf:* Angina pectoris, Myokardinfarkt. *Andere innere Organe:* Leber- und Nierenschädigung. *Nervensystem:* Kopfschmerz, Euphorie und Halluzinationen. Bewußtseinseintrübung, Krampfanfälle. *Andere Symptome:* Symptomatik der CO-Vergiftung.

Labor/ Diagnose

Draegerröhrchen, CO-HB Bestimmung. BAT-Wert 1 mg Dichlormethan/l Vollblut (Probennahme frühestens nach 2 Stunden) oder 5% CO-HB.

Therapie

Allgemeine therapeutische Maßnahmen: Bei oraler Aufnahme kein Erbrechen (Aspirationsgefahr). Intubieren und Magenspülung, Kohle, Diarrhoe. Eventuell Hyperventilation. Spezielle medikamentöse Therapie: Lungeödemprophylaxe. Bei hohem CO-HB oder wenn eine CO-HB Bestimmung nicht möglich und typische Symptome der CO-Vergiftung: Sauerstoff.

Extrakorporale Verfahren: Nicht sinnvoll.

Chronische Schäden

Nach akuter Intoxikation keine. Bei Dauerexposition Leber- und Nierenschädigung.

| Vorkommen. Verwendung. Wirksame Bestandteile | Analgetikum, Antirheumatikum, Handelspräparate z.B. Allvoran, Voltaren. |

Eigenschaften & Wirkungen

Tageshöchstdosis	100 mg
Gefährliche Dosis	50 mg/kg
Orale Verfügbarkeit	60%
Wirkungseintritt nach	1–3 h
Wirkdauer	24 h
Eliminationshalbwertszeit	1–2 h, biphasisch
Plasmapeak nach	1–4 h
Plasmabindung	99%
Verteilungsvolumen	0,3–0,5 l/kg
Ausscheidung über die Niere	1%
Ausscheidung über den Darm	keine Daten
Enterohepatischer Kreislauf	35%
Wirksame Metabolite	keine

Selten schwere Vergiftungen. Die Medikation ist im 3. Trimenon der Schwangerschaft kontraindiziert und in der Stillzeit nicht zu empfehlen.

Klinik

Magen, Darm: Übelkeit, Erbrechen, Bauchschmerz, Diarrhoe. *Herz, Kreislauf:* Tachykardie, Schwindel. *Andere innere Organe:* (akutes Nierenversagen). *Nervensystem:* Bewußtseinseintrübung.

Labor/ Diagnose

Blutkonzentration	
therapeutisch	< 2 mg/l
toxisch	> 60 mg/l
gefährlich	keine Daten

Kontrolle der Nierenwerte.

Therapie

Allgemeine therapeutische Maßnahmen: Primäre Giftelimination, rezidivierend Kohle und Diarrhoe.
Spezielle medikamentöse Therapie: Keine, symptomatisch.
Extrakorporale Verfahren: Theoretisch Plasmaseparation, in der Praxis nicht erforderlich.

Chronische Schäden

Nach akuter Intoxikation keine. Bei Dauergebrauch Magen-, Darmulcera mit Blutungen, Leber-, Nierenschädigung, Blutbildveränderung.

Vorkommen. Verwendung. Wirksame Bestandteile	Herzglykosid, Handelspräparate z.B. Digimerck, Tardigal.

Eigenschaften & Wirkungen	Tageshöchstdosis	0,02 mg/kg
	Gefährliche Dosis	0,07 mg/kg
	Orale Verfügbarkeit	> 90 %
	Wirkungseintritt nach	1 – 4 h
	Wirkdauer	< 500 h
	Eliminationshalbwertszeit	3 – 16 Tage
	Plasmapeak nach	3 – 6 h
	Plasmabindung	> 90 %
	Verteilungsvolumen	0,5 l/kg
	Ausscheidung über die Niere	20 – 40 % metabolisiert
	Ausscheidung über den Darm	10 – 20 %
	Enterohepatischer Kreislauf	20 %
	Wirksame Metabolite	Digoxin
	Geringer therapeutischer Bereich.	

Klinik	*Magen, Darm:* Übelkeit, Erbrechen. *Herz, Kreislauf:* Hypotonie, Bradykardie, Tachykardie, Arrhythmien, AV-Block, Schenkelblock.

Labor/ Diagnose	Blutkonzentration	
	therapeutisch	< 0,025 mg/l
	toxisch	> 0,03 mg/l
	gefährlich	> 0,04 mg/l
	Hyperkaliämie bei Überdosierung.	

Therapie	Allgemeine therapeutische Maßnahmen: Bei Dosen > 0,05 mg/kg primäre Giftentfernung, rezidivierend Kohle (genauso wirksam wie Colestyramin) und Diarrhoe (auch bei iv. Intoxikationen wegen des enterohepatischen Kreislaufes). Elektrolytausgleich. Ggf. Schrittmacher.
	Spezielle medikamentöse Therapie: Bei Versagen der symptombezogenen Therapie Digitalis-Antidot BM 80 mg pro 1 mg Glykosid über 30 min iv. Bei unbekannten Mengen 5 Ampullen. Ggf. Infusion wiederholen. Bei Hyperkaliämie Ionenaustauscher, z.B. Resonium.
	Extrakorporale Verfahren: Hämoperfusion falls kein Antidot verfügbar ist.

Chronische Schäden	Nach akuter Intoxikation keine. Bei Dauergebrauch Farbsehveränderung, Halluzinationen, Herzrhythmusstörungen.

Vorkommen. **Verwendung.** **Wirksame** **Bestandteile**	Herzglykosid, Handelspräparate z.B. Digoxin, Lanicor.

Eigenschaften **& Wirkungen**	Tageshöchstdosis	0,03 mg/kg
	Gefährliche Dosis	0,05 mg/kg
	Orale Verfügbarkeit	60–95%
	Wirkungseintritt nach	0,5–3 h
	Wirkdauer	<170 h
	Eliminationshalbwertszeit	20–50 h
	Plasmapeak nach	1–1,5 h
	Plasmabindung	10–30%
	Verteilungsvolumen	6–10 l/kg
	Ausscheidung über die Niere	60–80%
	Ausscheidung über den Darm	<5%
	Enterohepatischer Kreislauf	6–30%
	Wirksame Metabolite	keine
	Geringer therapeutischer Bereich.	

Klinik	*Magen, Darm:* Übelkeit, Erbrechen, Bradykardie. *Herz, Kreislauf:* Hypotonie, Tachykardie, Arrhythmien, AV-Block, Schenkelblock.

Labor/ **Diagnose**	Blutkonzentration	
	therapeutisch	<0,002 mg/l
	toxisch	>0,002 mg/l
	gefährlich	>0,003 mg/l
	Hyperkaliämie bei Überdosierung.	

Therapie	Allgemeine therapeutische Maßnahmen: Bei Dosen >0,05 mg/kg primäre Giftentfernung, rezidivierend Kohle (genauso wirksam wie Colestyramin) und Diarrhoe (auch bei iv. Intoxikationen wegen des enterohepatischen Kreislaufes). Ggf. Schrittmacher. Spezielle medikamentöse Therapie: Elektrolytausgleich. Bei Versagen der symptombezogenen Therapie Digitalis-Antidot BM 80 mg pro 1 mg Glykosid über 30 Minuten i.v. Bei unbekannten Mengen 5 Ampullen. Ggf. Infusion wiederholen. Ionenaustauscher, z.B. Resonium bei Hyperkaliämie. Extrakorporale Verfahren: Nicht sinnvoll.

Chronische **Schäden**	Nach akuter Intoxikation keine. Bei Dauergebrauch wie Klinik und Farbsehveränderung.

Vorkommen. Verwendung. Wirksame Bestandteile	α-Rezeptorenblocker, Antihypotonikum, Migränemittel, Handelspräparate z. B. Angionorm, DET MS, Dihydergot.

D

Eigenschaften & Wirkungen		
	Tageshöchstdosis	30 mg
	Erste Symptome	ab therapeutischer Dosierung
	Orale Verfügbarkeit	< 2 %
	Wirkungseintritt nach	15 – 30 min
	Wirkdauer	3 – 4 h, > 12 h bei Retardpräparaten
	Eliminationshalbwertszeit	2 h, 2. Phase > 30 h
	Plasmapeak nach	2 – 3 h
	Plasmabindung	93 %
	Verteilungsvolumen	14 l/kg
	Ausscheidung über die Niere	< 3 %
	Ausscheidung über den Darm	60 % metabolisiert
	Enterohepatischer Kreislauf	besteht
	Wirksame Metabolite	8-Hydroxydihydroergotamin

Die Medikation ist in Schwangerschaft und Stillzeit nicht zu empfehlen.

Klinik	*Augen:* Mydriasis. *Magen, Darm:* Übelkeit, Erbrechen, Bauchschmerz. *Herz, Kreislauf:* Schwindel, Hypertonie, Tachykardie. *Nervensystem:* Kopfschmerz Bewußtseinseintrübung. (Arterielle Spasmen mit Ischämien, Infarkten und Gangränbildungen können nach 12 – 24 h auftreten).

Labor/ Diagnose		
	Blutkonzentration	
	normal	< 0,001 mg/l
	toxisch	keine Daten
	gefährlich	keine Daten.

Therapie	Allgemeine therapeutische Maßnahmen: Primäre Giftentfernung rezidivierend Kohle und Diarrhöe. Spezielle medikamentöse Therapie: Bei Ischämien, Vasospasmen oder Hypertonie: Natriumnitroprussid 0,001 – 0,005 mg/kg pro min iv. Extrakorporale Verfahren: Nicht sinnvoll.

Chronische Schäden	Nach akuter Intoxikation keine. Bei Dauergebrauch Mangeldurchblutung der inneren Organe, Ergotismus.

Vorkommen. Verwendung. Wirksame Bestandteile	Insektizides und akarizides Alkylphosphat, Handelspräparate z.B. Roxion, Rogor, Insektenvernichter Etisso. Konzentrationsbereich: 1- 400 g/l, Anwendungskonzentration: in der Landwirtschaft: ca 0,1 %, bei flüssiger Anwendung. Wird aus wäßriger Lösung verspritzt. Wirkstoff der Konzentrate ist häufig in Dichlormethan, Cyclohexanon oder Xylol gelöst.
Eigenschaften & Wirkungen	Als Reinsubstanz fest, farblos; technisch als gelbbraunes Öl, (Handelspräparate können eine blaue Warnfarbe haben). In saurer, wäßriger Lösung langsame, in alkalischer Lösung rasche Hydrolyse. Aufnahme über den Magen-Darmtrakt, Lunge und Haut. Metabolisierung zum toxischen Dimethoxon. Der größte Teil (75 – 100 %) wird innerhalb der ersten 24 Stunden nach Einnahme über die Niere ausgeschieden. Gefährliche Dosis: 100 mg/kg KG. Das entspricht ca. 15 ml des Handelspräparates Roxion. Dimethoat wirkt als Cholinesterase-Hemmer. Viele Probleme der Therapie ergeben sich aus ungenügender Magenspülung und zu hoher Atropingabe und der daraus folgenden Darmatonie. Symptome können schon nach wenigen Minuten oder bis zu 12 h nach Exposition auftreten.
Klinik	*Augen:* Sehstörungen, Miosis. *Atemtrakt:* Dyspnoe, Pneumonie, Lungenödem. *Magen, Darm:,* Erbrechen, Bauchschmerz, Bauchkrämpfe, Diarrhoe. *Andere innere Organe:* Nierenversagen. *Herz, Kreislauf:* Schwindel, Hypotonie, Tachykardie, Bradykardie, Zyanose. *Nervensystem:* Schwitzen, Hypersalivation, Kopfschmerz, Fieber, Muskelfaszikulation, Bewußtseinseintrübung, Krampfanfälle, Ateminsuffizienz.
Labor/ Diagnose	Geruch mercaptanartig, ChE-Wert-Erniedrigung (obligatorisch), oft mit verzögertem Eintritt.
Therapie	Allgemeine therapeutische Maßnahmen: Magenspülung, rezidivierend Kohle, Diarrhoe. Spezielle medikamentöse Therapie: Atropin nach Bronchialsekretion 0,5 – 2 mg/h. Kein Obidoxim. Extrakorporale Giftentfernung: Frühzeitige Hämoperfusion nach den primären Maßnahmen, bei bedrohlicher Vergiftung oder Blutkonzentration ab 1 mg/l oder bei Erreichen der gefährlichen Dosis.
Chronische Schäden	Nach akuter Intoxikation Polyneuropathie, Nierenschädigung. Unspezifische ZNS-Schäden werden diskutiert.

Vorkommen **Verwendung** **Wirksame** **Bestandteile**	Antihistaminikum, Antiemetikum, Sedativum, Handels-präparate z. B. Betadorm A, Vivinox Schlafdragees.

Eigenschaften **& Wirkungen**	Tageshöchstdosis	200 mg
	Gefährliche Dosis	25 mg/kg
	Orale Verfügbarkeit	40 – 60 %
	Wirkungseintritt nach	0,5 – 1 h
	Wirkdauer	4 – 6 h
	Eliminationshalbwertszeit	5 – 11 h
	Plasmapeak nach	2 – 4 h
	Plasmabindung	> 80 %
	Verteilungsvolumen	3 – 7 l/kg
	Ausscheidung über die Niere	< 4 %
	Ausscheidung über den Darm	keine Daten
	Enterohepatischer Kreislauf	keine Daten
	Wirksame Metabolite	keine Daten

Geringer therapeutischer Bereich. Geht in die Plazenta und Muttermilch über. Bei Säuglingen und Kleinkindern können bei geringen Dosierungen < 2 mg/kg schwere Erkrankungen auftreten.

Klinik	*Herz, Kreislauf:* Tachykardie, Hypo-, Hypertonie, Herz-Kreislaufdepression. *Andere innere Organe:* Nierenversagen durch CK-Wert-Erhöhung mit Latenz bis 48 h. *Nervensystem:* Agitiertheit, Bewußtseinseintrübung, Hirnödem, Krampfanfälle, Atemdepression.

Labor/ **Diagnose**	Blutkonzentration	
	normal	< 0,1 mg/
	toxisch	> 0,6 mg/l
	gefährlich	> 5 mg/l

CK-Wert-Bestimmung. Typisches anticholinerges Syndrom.

Therapie	Allgemeine therapeutische Maßnahmen: Primäre Giftelimination. Bei Einnahme gefährlicher Mengen oder schweren Vergiftungserscheinungen 3 – 4 mal täglich Kohle, Diarrhoe. Forcierte Diurese nur bei bedrohlicher CK-Wert-Erhöhung. Spezielle medikamentöse Therapie: Bei bedrohlicher Symptomatik Physostigmin langsam 2 mg iv., ggf. wiederholen, in Extremfällen als Dauerinfusion mit 2 mg/Stunde. Dyskinesie tritt schon im therapeutischen Bereich, dann Biperiden 5 mg langsam iv. Extrakorporale Verfahren: Nicht sinnvoll.

Chronische **Schäden**	Nach akuter Intoxikation keine. Bei Dauergebrauch Nierenschädigung, Dyskinesien.

Vorkommen. Verwendung. Wirksame Bestandteile	Trizyklisches Antidepressivum, Handelspräparate z.B. Aponal, Sinquan.

Eigenschaften & Wirkungen	

Tageshöchstdosis	300 mg
Gefährliche Dosis	10 mg/kg
Orale Verfügbarkeit	< 30 %
Wirkungseintritt nach	0,25 – 1 h
Wirkdauer	> 24 h bei Überdosierung
Eliminationshalbwertszeit	8 – 24 h, Metabolit 33 – 80 h
Plasmapeak nach	2 – 4 h, Metabolit 2 – 10 h
Plasmabindung	> 80 %
Verteilungsvolumen	12 – 28 l/kg
Ausscheidung über die Niere	< 1 %
Ausscheidung über den Darm	keine Daten
Enterohepatischer Kreislauf	gering
Wirksame Metabolite	Desmethyldoxepin

Gefährliches Medikament mit ersten Symptomen im therapeutischen Bereich und häufig schweren Vergiftungen. Verzögerter Wirkungseintritt bei Überdosierungen. Die Medikation ist in Schwangerschaft und Stillzeit kontraindiziert.

Klinik	*Auge:* Mydriasis. *Herz, Kreislauf:* Tachykardie, Hypotonie, Arrhythmien. *Nervensystem:* Agitiertheit, wechselnd mit Bewußtseinseintrübung, Halluzinationen, Hyperkinesie, Atemdepression, Krampfanfälle.

Labor/ Diagnose	Blutkonzentration

normal	< 0,25 mg/l
toxisch	> 0,25 mg/l
gefährlich	> 1 mg/l

Typisches anticholinerges Syndrom.

Therapie	Allgemeine therapeutische Maßnahmen: Primäre Giftentfernung, rezidivierend Kohle und Diarrhoe setzt die Halbwertszeit herab. 24 h Monitoring. Spezielle medikamentöse Therapie: Bei bedrohlicher Symptomatik Physostigmin langsam 2 mg iv., ggf. wiederholen, in Extremfällen als Dauerinfusion mit 2 mg/Stunde. Extrakorporale Verfahren: Nicht sinnvoll.

Chronische Schäden	Nach akuter Intoxikation keine. Bei Dauergebrauch Parästhesien, Abhängigkeit mit Entzugssyndrom.

Vorkommen. Verwendung. Wirksame Bestandteile	Antihistaminikum, Sedativum, Handelspräparate z.B. Gittalun, Hoggar N.

D

Eigenschaften & Wirkungen		
	Tageshöchstdosis	150 mg
	Gefährliche Dosis	15 mg/kg
	Orale Verfügbarkeit	100 %
	Wirkungseintritt nach	30 min
	Wirkdauer	3 – 6 h
	Eliminationshalbwertszeit	10 h
	Plasmapeak nach	2 – 4 h
	Plasmabindung	> 70 %
	Verteilungsvolumen	keine Daten
	Ausscheidung über die Niere	> 80 %
	Ausscheidung über den Darm	gering
	Enterohepatischer Kreislauf	keine Daten
	Wirksame Metabolite	keine Daten

Geringe therapeutische Breite. Die Medikation ist in Schwangerschaft und Stillzeit nicht zu empfehlen.

Klinik

Augen: Mydriasis. *Magen, Darm:* Übelkeit, Erbrechen. *Herz, Kreislauf:* Schwindel, Tachykardie, Hypo-, Hypertonie, Herz-Kreislaufdepression. *Andere innere Organe:* Nierenversagen durch CK-Wert-Erhöhung mit Latenz bis 48 h. *Nervensystem:* Agitiertheit, Bewußtseinseintrübung, Hirnödem, Krampfanfälle, Atemdepression.

Labor/ Diagnose

Blutkonzentration	
therapeutisch	< 0,1 mg/l
toxisch	keine Daten
gefährlich	> 7 mg/l

Die Wirkstoffkonzentration im Blut muß nicht mit der Schwere der Erkrankung korrelieren. CK-Wert-Kontrolle. Typisches anticholinerges Syndrom.

Therapie

Allgemeine therapeutische Maßnahmen: Aufgrund des schnellen Wirkungseintritts und der möglichen antiemetischen Wirkung kein Erbrechen, sondern primäre Giftelimination durch Magenspülung, Kohle und Diarrhoe rezidivierend. Forcierte Diurese nur bei bedrohlicher CK-Wert-Erhöhung (wegen der Gefahr des Hirnödems).

Spezielle medikamentöse Therapie: Bei bedrohlicher Symptomatik Physostigmin langsam 2 mg iv., ggf. wiederholen, in Extremfällen als Dauerinfusion mit 2 mg/h. Dyskinesien treten schon im therapeutischen Bereich auf und können mit Biperiden 5 mg langsam iv. behandelt werden.

Extrakorporale Verfahren: Nicht sinnvoll.

Chronische Schäden

Nach akuter Intoxikation keine. Bei Dauergebrauch Nierenschädigung.

Vorkommen. Verwendung. Wirksame Bestandteile	Echinococcus granulosus: Hundebandwurm, Echinococcus multilocularis: Fuchsbandwurm. Kleinste Bandwurmarten, zwischen 1 und 6 mm lang. Parasiten, deren Endwirte Hund, Fuchs und Katze sind. Zwischenwirte sind vor allem Pflanzenfresser und der Mensch. Übertragung auf den Menschen durch Eier im Kot der Tiere, durch direkten Kontakt oder durch mit Kot verunreinigte Nahrungsmittel z.B. Waldfrüchte.
Eigenschaften & Wirkungen	Die aus den Eiern schlüpfenden Larven gelangen mit dem Blutkreislauf in Leber, Lunge, ZNS oder andere Organe und entwickeln sich zu Finnen. Diese wachsen dort im Laufe von Monaten bis Jahren zu großen , flüssigkeitserfüllten Blasen, die zerplatzen können. *Zystische Echinokokkose:* Lokalisation Leber, Lunge, seltener Niere, Milz, Knochen, ZNS. *Alveoläre Echinokokkose:* Lokalisation Leber und andere Organe, gekennzeichnet durch Wachstum bzw. ‚Metastasenbildung'. Kochen zerstört die Fuchsbandwurmeier. Das normalen Einfrieren bis unter -27°C ist wirkungslos. Tiefgefriertemperaturen von -80°C über 3 Tage zeigen Erfolg. Hunde und Katzen keine Mäuse fressen lassen ‚da diese als Zwischenwirte fungieren und die Infektion so übertragen.
Klinik	*Leberbefall:* Bauchschmerzen, Übelkeit, Ikterus, Cholangitis, Aszites, tastbarer „Tumorbefund". Bei Perforation Schock, Peritonitis. *Lungenbefall:* Bronchitis, Brustschmerzen, Hämoptysen, Atelektase, Pleuritis. *ZNS-Befall:* Krampfanfälle, Blindheit.
Labor/ Diagnose	Keine Diagnose möglich innerhalb der ersten 6 Wochen. Nach vermuteter Kontamination ist Diagnose nur bei Auftreten von Symptomen sinnvoll. 1. Serologische Untersuchung: Enzym-, Immunfluoreszenz-, Hämagglutinationstest. 2. Radiologische Untersuchung: Ultraschall, Computertomographie, Szintigraphie. 3. Laparoskopie: Gewebeproben.
Therapie	Allgemeine therapeutische Maßnahmen: Operative Entfernung intakter Zysten von Echinococcus granulosus. Problematisch bei Echinococcus multilocularis. Spezielle medikamentöse Therapie: Mebendazol ggf. zusätzlich zu operativer Therapie. Extrakorporale Verfahren: Nicht sinnvoll.
Chronische Schäden	Je nach Befall.

| Vorkommen. Verwendung. Wirksame Bestandteile | ACE-Hemmer, Antihypertonikum, Prodrug von Enalaprilat, Handelspräparate z. B. Pres, Xanef. |

Eigenschaften & Wirkungen

		Enalaprilat
Tageshöchstdosis	40 mg	
Gefährliche Dosis	4 mg/kg	
Orale Verfügbarkeit	60 %	
Wirkungseintritt nach		1 – 2 h
Wirkdauer		> 24 h
Eliminationshalbwertszeit		35 h
Plasmapeak nach		3 – 4 h
Plasmabindung		< 50 %
Verteilungsvolumen		1 – 3 l/kg
Ausscheidung über die Niere	18 %	20 %
Ausscheidung über den Darm	6 %	30 %
Enterohepatischer Kreislauf		keine Daten
Wirksame Metabolite	Enalaprilat	

Die Medikation ist in Schwangerschaft und Stillzeit kontraindiziert. Enalapril ist bei Überdosierung deutlich gefährlicher als andere ACE-Hemmer.

Klinik

Herz, Kreislauf: Hypotonie und Bradykardie auch schon im therapeutischen Bereich. *Nervensystem:* Bewußtseineintrübung.

Labor/ Diagnose

Blutkonzentration

normal	0,01 mg/l
toxisch	keine Daten
gefährlich	keine Daten

Nach 4 h ist Enalapril nicht mehr im Plasma nachweisbar. Elektrolytenkontrolle.

Therapie

Allgemeine therapeutische Maßnahmen: Primäre Giftentfernung, Kohle und Diarrhoe rezidivierend.
Spezielle medikamentöse Therapie: Elektrolytausgleich.
Extrakorporale Verfahren: Hämodialyse nach Ausschöpfen der primären Maßnahmen bei bedrohlicher Vergiftung.

Chronische Schäden

Nach akuter Intoxikation keine. Bei Dauergebrauch Leber- und Nierenschädigung, Blutbildveränderung.

Vorkommen. Verwendung. Wirksame Bestandteile	α- und β-Sympathomimetikum, Antihypotonikum, Handelspräparat z. B. Effortil.

Eigenschaften & Wirkungen

Tageshöchstdosis	50 mg
Erste Symptome ab	0,2 mg/kg
Orale Verfügbarkeit	< 20 %
Wirkungseintritt nach	15 – 30 min
Wirkdauer	8 – 9 h
Eliminationshalbwertszeit	3 h
Plasmapeak nach	20 – 30 min
Plasmabindung	> 20 %
Verteilungsvolumen	2,3 l/kg
Ausscheidung über die Niere	< 30 %
Ausscheidung über den Darm	keine Daten
Enterohepatischer Kreislauf	keine Daten
Wirksame Metabolite	keine

Die Medikation ist in der Schwangerschaft und in der Stillzeit kontraindiziert.

Klinik

Magen, Darm: Übelkeit, Erbrechen, Bauchschmerz. *Herz, Kreislauf:* Hypertonie, Tachykardie. *Nervensystem:* (Bewußtseinseintrübung, Krampfanfälle, Atemdepression).

Labor/ Diagnose

Blutkonzentration	
therapeutisch	0,025 mg/l
toxisch	keine Daten
gefährlich	keine Daten.

Therapie

Allgemeine therapeutische Maßnahmen: Bei Mengen > 1 mg/kg Kohle und Diarrhoe. Bei Mengen > 5 mg/kg primäre Giftentfernung.

Spezielle medikamentöse Therapie: Bei hypertensiver Krise Natriumnitroprussid 0,0005 – 0,01 mg/kg und Stunde.

Extrakorporale Verfahren: Nicht sinnvoll.

Theoretisch Hämodialyse.

Chronische Schäden

Nicht zu erwarten.

Vorkommen. Verwendung. Wirksame Bestandteile	Sympathomimetikum, Appetitzügler, Serotoninantagonist, Handelspräparat z. B. Ponderax.

Eigenschaften & Wirkungen		
	Tageshöchstdosis	120 mg
	Gefährliche Dosis	30 mg/kg
	Orale Verfügbarkeit	70 %
	Wirkungseintritt nach	1–2 h
	Wirkdauer	4–6 h
	Eliminationshalbwertszeit	20 h
	Plasmapeak nach	4 h, bei Retardfomen 11 h
	Plasmabindung	keine Daten
	Verteilungsvolumen	10 l/kg
	Ausscheidung über die Niere	< 30 %, ph-Wert abhängig
	Ausscheidung über den Darm	keine Daten
	Enterohepatischer Kreislauf	keine Daten
	Wirksame Metabolite	Norfenfluramin

Ab 3 mg/kg ist mit Vergiftungen zu rechnen. Ab 30 mg/kg wurden tödliche Vergiftungen gesehen. Geringe therapeutische Breite. Die Medikation ist in der Schwangerschaft kontraindiziert.

F

Klinik	*Magen, Darm:* Erbrechen. *Herz, Kreislauf:* Schwindel, Tachykardie. *Nervensystem:* Agitiertheit, Bewußtseinseintrübung, Krampfanfälle, Atemdepression.

Labor/ Diagnose	Blutkonzentration	
	therapeutisch	< 0,3 mg/l
	toxisch	> 0,5 mg/l
	gefährlich	> 6 mg/l.

Therapie	Allgemeine therapeutische Maßnahmen: Erbrechen ist kontraindiziert. Kleinkinder: Bei Einahme von > = 2 Dragees oder > = 0,5 retard Kapseln Magenspülung, Kohle, Diarrhoe. Bei Erwachsenen ab 3 mg/kg primäre Giftentfernung. Keine forcierte Diurese. Spezielle medikamentöse Therapie: Keine, symptomatisch. Extrakorporale Verfahren: Theoretisch Plasmaseparation.

Chronische Schäden	Nach akuter Intoxikation keine. Bei Dauergebrauch Abhängigkeit mit Entzugssyndrom nach Absetzen.

| **Vorkommen.** **Verwendung.** **Wirksame** **Bestandteile** | Hypnotikum, Benzodiazepin, Handelspräparate z.B. Fluni-trazepam, Rohypnol. Wird von Drogenabhängigen als Er-satz hoch dosiert eingenommen. |

Eigenschaften & Wirkungen

Tageshöchstdosis	2 mg
Gefährliche Dosis	s. Text
Orale Verfügbarkeit	> 80 %
Wirkungseintritt nach	20 – 30 min
Wirkdauer	8 h
Eliminationshalbwertszeit	10 – 30 h
Plasmapeak nach	1 – 2 h
Plasmabindung	80 %
Verteilungsvolumen	3,5 l/kg
Ausscheidung über die Niere	< 1 %
Ausscheidung über den Darm	10 %
Enterohepatischer Kreislauf	10 %
Wirksame Metabolite	keine

Bei chronischer Einnahme Kumulation im Körper. Häufig schwere Vergiftungen, auch mit Todesfällen. Die Medika-tion ist in Schwangerschaft nicht zu empfehlen und in der Stillzeit kontraindiziert. Bei Gewohnheitsbildung werden auch sehr hohe Dosen vertragen.

Klinik

Magen, Darm: Selten Magen-Darmbeschwerden. *Auge:* Miosis. *Herz, Kreislauf :* Hypotonie, (Tachykardie). *Nerven-system:* Bewußtseinseintrübung, Atemdepression, aber auch paradoxe Reaktion mit Agitiertheit.

Labor/ Diagnose

Blutkonzentration	
therapeutisch	< 0,015 mg/l
toxisch	> 0,05 mg/l
gefährlich	> 0,2 mg/l

Die Schwere der Erkrankung muß nicht mit der Konzentra-tion im Blut korrelieren. Schnelltest auf Benzodiazepine im Urin. Einmalig 0,2 mg Flumazenil iv.

Therapie

Allgemeine therapeutische Maßnahmen: Aufgrund der schnellen Wirkung kein Erbrechen, sondern bei schweren Vergiftungen Magenspülung und rezidivierend Kohle und Diarrhoe. Cave: Es kommt häufig zur Aspiration. Die In-dikation zur Intubation ist großzügig zu stellen.
Spezielle medikamentöse Therapie: Theoretisch Flumazenil, wegen der langen Halbwertszeit von Flunitrazepam und der Entzugsgefahr in der Praxis ohne Bedeutung.
Extrakorporale Verfahren: Nicht sinnvoll.

Chronische Schäden

Nach akuter Intoxikation keine. Bei Dauergebrauch Ab-hängigkeit mit Entzugssyndrom.

Vorkommen. Verwendung. Wirksame Bestandteile	Kältemittel in Kühlanlagen. Haben R(efrigerant)-Nummern. Z.B. R 12 = Dichlordifluormethan. Ältere Präparate, die eigentlich nicht mehr benutzt werden sollten sind R 10 = Tetrachlorkohlenstoff, R 20 = Chloroform oder R 717 = Ammonium. Als gefährlichere FCKW gelten Dibromdifluormethan(R12 B2) und Dichlorfluormethan (R21).
Eigenschaften & Wirkungen	FCKW sind in der Regel Gase, schwerer als Luft, bei geringen Konzentrationen fast geruchlos, sonst etherisch, oder unangenehm riechend (aber nicht scharf stechend). Durch auslaufende Kühlflüssigkeit kontaminierte Nahrung muß nicht entsorgt werden, es sei denn, sie hat einen auffälligen Geruch angenommen. Cave: Erhitzen oder offene Flammen bei FCKW. Diese sind schlecht brennbar, können aber Phosgen, Fluor, Fluorwasserstoff, Chlor, Chlorwasserstoff bilden. Sensibilisierung des Myokards gegen Katecholamine.
Klinik	Zwei Verläufe möglich: 1. Defekter Kühlschrank = geringe Konzentration: *Haut:* Leichte Reizwirkung. *Augen:* Leichte Reizwirkung. *Atemtrakt:* Leichte Reizwirkung. *Magen, Darmtakt:* Leichte Reizwirkung. Wirkung durch Sauerstoffverdrängung nicht gegeben. Ausnahme liegende Stellung oder Krabbelkinder. 2. Austritt großer Mengen industriell in geschlossenen Räumen oder schnüffeln = hohe Konzentration: *Haut:* Leichte Reizwirkung. *Augen:* Leichte Reizwirkung. *Atemtrakt:* Lungenödem. *Magen-Darmtrakt:* Leichte Reizwirkung. *Herz, Kreislauf:* Ventrikuläre Arrhythmien. *Zentrales Nervensystem:* Bewußtseinseintrübung, plötzlicher Tod.
Labor/ Diagnose	Dräger- oder Auerröhrchen.
Therapie	Allgemeine therapeutische Maßnahmen: Zu 1.: Keine oder nur symptombezogene Therapie, vor allem keine Lungenödemprophylaxe. Spezielle medikamentöse Therapie: Keine, symptomatisch. Zu 2.: Spezielle medikamentöse Therapie: Lungenödemprophylaxe mit Dexamethason-Dosieraerosol, initial 2 Hübe, dann alle 5 Minuten einen Hub bis zur Leerung der Packung, Sauerstoff und Monitorüberwachung. Extrakorporale Verfahren: Keine.
Chronische Schäden	Nicht zu erwarten.

F

Vorkommen. Verwendung. Wirksame Bestandteile	Tranquillans, Hypnotikum, Benzodiazepin, Prodrug der wirksamen Metaboliten, Handelspräparate z.B. Dalmadorm, Staurodorm Neu.

Eigenschaften & Wirkungen

Detaillierte Angaben machen keinen Sinn, da die Wirkung durch die Metabolite erfolgt.

Tageshöchstdosis	30 mg
Gefährliche Dosis	siehe Text
Orale Verfügbarkeit	keine Angaben
Wirkungseintritt nach	0,5 – 1 h
Wirkdauer	Tage durch Metabolisierung
Eliminationshalbwertszeit	Metaboliten bis zu 5 d
Plasmapeak nach	keine Angaben
Plasmabindung	keine Angaben
Verteilungsvolumen	keine Angaben
Ausscheidung über die Niere	< 50 % metabolisiert
Ausscheidung über den Darm	< 10 % metabolisiert
Enterohepatischer Kreislauf	keine Angaben
Wirksame Metabolite	N-Desalkylflurazepame, N-Hydroxyethylflurazepam,

Intoxikationen bis 600 mg/Erwachsenen verlaufen überwiegend harmlos. Darüber und in Mischintoxikationen häufig bedrohliche Vergiftungen. Die Medikation ist in der Schwangerschaft nicht zu empfehlen und in der Stillzeit kontraindiziert.

Klinik

Herz, Kreislauf: Hypotonie, Bradykardie oder Tachykardie. *Nervensystem:* Bewußtseinseintrübung, Atemdepression, aber auch paradoxe Reaktion mit Agitiertheit.

Labor/ Diagnose

Blutkonzentrationen machen keinen Sinn, da der Metabolitenkomplex zur Wirkung kommt.
Schnelltest auf Benzodiazepine im Urin. Einmalig 0,2 mg Flumazenil iv.

Therapie

Allgemeine therapeutische Maßnahmen: Primäre Giftentfernung, rezidivierend Kohle und Diarrhoe.
Spezielle medikamentöse Therapie: Theoretisch Flumazenil, wegen der langen Halbwertszeiten der Metabolite in der Praxis aber ohne Bedeutung.
Extrakorporale Verfahren: Nicht sinnvoll.

Chronische Schäden

Nach akuter Intoxikation keine. Bei Dauergebrauch Abhängigkeit mit Entzugssyndrom.

Vorkommen. Verwendung. Wirksame Bestandteile	Kein natürliches Vorkommen. Zum Ätzen von Halbleiterplatten und Chips, Ätzen und Reinigen von Silikon, Glas, Metall, Stein und Porzellan.
Eigenschaften & Wirkungen	Flußsäure ist eine stechend riechende, stark ätzende und sehr giftige, farblose Lösung von Fluorwasserstoff in Wasser. Bindung von Calciumionen in Blut und Gewebe. Blockierung der Glukose-6-phosphatase führt zu Störungen im Kohlehydrat-Stoffwechsel mit Hauptmanifestation an Herzmuskel und ZNS.
Klinik	*Haut:* Lösungen bereits ab 0,3% führen zu Verätzungen schwersten Grades. *Augen:* Konjunktivitis, Verätzungen von Hornhaut mit Nekrosen und Narbenbildung. Später eventuell Hornhautulzera mit Perforation. *Atemtrakt:* Verätzungen, Bronchospasmus, Pneumonitis, Lungenödem. *Magen, Darm:* Bauchschmerz, Übelkeit, Erbrechen, Blutungen, Nekrosen. *Herz, Kreislauf:* Arrhythmien.
Labor/ Diagnose	Flußsäure ätzt Glas.
Therapie	*Haut:* Extremitäten als Erstmaßnahme mit Ca^{++}-haltiger Flüssigkeit waschen oder Calciumglukonat Kompressen. In der Klinik Angiographie, Katheter liegen lassen und intraarterielle Infusion von 10 ml Ca-glukonat 20%ig in 40 ml NaCL 0,9%ig über mindestens 4 Stunden. Bei andauernden Schmerzen wiederholen bis zur Schmerzfreiheit. Dann Kontrollangiographie. *Haut:* ohne Möglichkeit zur intraarteriellen Behandlung: Verätzte oder schmerzende Stellen zuerst mit Lido-Hyal oberflächlich und tief je 1 ml injizieren, anschließend sofort oberflächlich und tief je 2 ml einer Mischung aus Lidocain 4%ig und Ca-glukonat 20%ig injizieren. Bis zur Schmerzfreiheit wiederholen. Anschließend Ca-glukonatgel oder Ca-glukonatverband. *Auge:* Sofortige Spülung mit Ca-glukonatlösung 10%ig. Beim Augenarzt Anästhesie und weitere Spülung. *Atemtrakt:* Lungenödemprophylaxe mit Dexamethason. *Magen, Darm:* Flüssigkeit, speziell Ca.glukonatlösung, verabreichen. Beachte bei Einnahme von 50 ml 50%iger Flußsäure sind ca. 30 g Ca^{++} notwendig.
Chronische Schäden	Dauerschädigung des Gastrointestinaltraktes, der Haut. Fluorose.

Vorkommen. Verwendung. Wirksame Bestandteile	Calciumantagonist, Handelspräparat z. B. Procorum.

Eigenschaften & Wirkungen		
	Tageshöchstdosis	200 mg
	Gefährliche Dosis	30 mg/kg
	Orale Verfügbarkeit	25 %
	Wirkungseintritt nach	2 – 4 h
	Wirkdauer	4 – 8 h
	Eliminationshalbwertszeit	3 - 8 h
	Plasmapeak nach	2 – 4 h
	Plasmabindung	90 %
	Verteilungsvolumen	2 l/kg
	Ausscheidung über die Niere	4 %, < 50 % metabolisiert
	Ausscheidung über den Darm	< 50 % metabolisiert
	Enterohepatischer Kreislauf	Metabolite
	Wirksame Metabolite	keine

Bei Überdosierung häufig schwere Vergiftungen. Die Medikation ist in Schwangerschaft und Stillzeit kontraindiziert.

Klinik	*Herz, Kreislauf:* Hypotonie, Bradykardie, Kammerflimmern, AV-Block. *Nervensystem:* Bewußtseinseintrübung, Atemdepression, Krampfanfall.

Labor/ Diagnose	Blutkonzentration	
	therapeutisch	< 0,07 mg/l
	toxisch	keine Daten
	gefährlich	> 8 mg/l.

Therapie	Allgemeine therapeutische Maßnahmen: Primäre Giftentfernung, Kohle und Diarrhoe rezidivierend. Schrittmacher, wenn die spezielle medikamente Therapie keine Wirkung zeigt. Spezielle medikamentöse Therapie: Bei bedrohlicher Hypotonie Ca-glukonat 10 %ig 0,2 ml/kg in 10 min. Ggf. wiederholen. Extrakorporale Verfahren: Nicht sinnvoll.

Chronische Schäden	Nach akuter Intoxikation keine. Bei Dauergebrauch Ödeme, Leberschädigung.

| **Vorkommen. Verwendung. Wirksame Bestandteile** | Orales Antidiabetikum, Handelspräparat z. B. Euglucon. |

Eigenschaften & Wirkungen		
	Tageshöchstdosis	20 mg
	Erste Symptome ab	1 mg/kg
	Orale Verfügbarkeit	100%
	Wirkungseintritt nach	30 min
	Wirkdauer	48 h
	Eliminationshalbwertszeit	2 – 16 h
	Plasmapeak nach	2 – 6 h
	Plasmabindung	99%
	Verteilungsvolumen	0,5 l/kg
	Ausscheidung über die Niere	Metaboliten
	Ausscheidung über den Darm	Metaboliten
	Enterohepatischer Kreislauf	Metaboliten
	Wirksame Metabolite	keine

G

Geringe therapeutische Breite. Blutzucker < 500 mg/l (< 50 mg/%) erste Symptome. Blutzucker < 300 mg/l (< 30 mg/%) ernste Vergiftung. Bei Überdosierung Wirkung über Tage möglich Die Medikation ist in Schwangerschaft und Stillzeit kontraindiziert.

| **Klinik** | Hypoglykämie mit der Folge: *Nervensystem:* Koma, Krämpfe, Atemdepression. |

Labor/ Diagnose		
	Blutkonzentration	
	therapeutisch	< 0,4 mg/l
	toxisch	> 0,6 mg/l
	gefährlich	> 2 mg/l

Kontrolle des Blutzuckerspiegels mit Dextrostix.

| **Therapie** | Allgemeine therapeutische Maßnahmen: Zucker oral, bei Verdacht auf Überdosierung, wenn der Patient bei Bewußtsein ist. Primäre Giftentfernung. |

Spezielle medikamentöse Therapie: Glukose 0,5 – 1 g/kg iv., dann nach Blutzuckerspiegel. Glucagon ist umstritten, besser Diazoxid 3 – 8 mg/kg in 24 h.

Extrakorporale Verfahren: Nicht sinnvoll.

| **Chronische Schäden** | Nach akuter Intoxikation keine. Bei Dauergebrauch Leberschädigung, Blutbildveränderung. |

Vorkommen. Verwendung. Wirksame Bestandteile	Koronarmittel, Vasodilatator, Handelspräparate z.B. Corangin, Nitrolingual. Weitere Bezeichnungen: Glyceryltrinitrat, Nitroglycerol, Trinitroglycerin.

Eigenschaften & Wirkungen		sublingual
	Tageshöchstdosis	10 mg
	Gefährliche Dosis	siehe Text
	Verfügbarkeit	70%
	Wirkungseintritt nach	min
	Wirkdauer	1 h
	Eliminationshalbwertszeit	3–7 min
	Plasmapeak nach	2–5 min
	Plasmabindung	60%
	Verteilungsvolumen	3 l/kg
	Ausscheidung über die Niere	<22% in 24 h
	Ausscheidung über den Darm	keine Daten
	Enterohepatischer Kreislauf	keine Daten
	Wirksame Metabolite	1,2-Glyceryldinitrat, 1,3-Glyceryldinitrat

Bei vorbestehender Hypertonie schwere Symptomatik schon im therapeutischen Bereich möglich.

Klinik	*Magen, Darm:* Übelkeit. *Herz, Kreislauf:* Hypotonie, Kopfschmerz; Schwindel, in schweren Fällen Kreislaufdepression. *Andere Symptome:* Methämoglobinbildung.

Labor/ Diagnose	Blutkonzentration wegen der schnellen Metabolisierung nicht sinnvoll. Methämoglobinspiegel.

Therapie	Allgemeine therapeutische Maßnahmen: Primäre Giftentfernung ist sublingual zu spät. Bei oraler Aufnahme auf Grund geringer Bioverfügbarkeit (1%) nur bei großen Mengen zu erwägen. Spezielle medikamentöse Therapie: Bei Methämoglobinbildung Toluidinblau 2–4 mg/kg iv., ggf. nach 30 min wiederholen. Extrakorporale Verfahren: Theoretisch Hämodialyse, in der Praxis aber nicht sinnvoll.

Chronische Schäden	Nicht zu erwarten.

Vorkommen. Verwendung. Wirksame Bestandteile	Neuroleptikum, Butyrophenon, Dopamin-Antagonist, Handelspräparate z. B. Haloperidol, Haldol.

Eigenschaften & Wirkungen		
	Tageshöchstdosis	100 mg
	Erste Symptome	im therapeutischen Bereich
	Orale Verfügbarkeit	50–80%
	Wirkungseintritt nach	2 h
	Wirkdauer	< 24 h
	Eliminationshalbwertszeit	13–35 h
	Plasmapeak nach	2–6 h
	Plasmabindung	90%
	Verteilungsvolumen	18–30 l/kg
	Ausscheidung über die Niere	< 1%
	Ausscheidung über den Darm	15% in 3 d
	Enterohepatischer Kreislauf	15%
	Wirksame Metabolite	keine

Selten schwere Vergiftungen. Extrapyramidale Symptome treten schon bei therapeutischer Dosierung auf. Die Medikation ist in Schwangerschaft und Stillzeit kontraindiziert.

H

Klinik	*Herz, Kreislauf:* Tachykardie, (Kreislaufdepression). *Nervensystem:* Bewußtseinseintrübung, (Atemdepression), Torticollis, Dyskinesien, Kiefer-, Blick- und Schlundkrampf.

Labor/ Diagnose	Blutkonzentration	
	therapeutisch	< 0.01 mg/l
	toxisch	> 0,015 mg/l
	gefährlich	> 0,5 mg/l

Therapie	Allgemeine therapeutische Maßnahmen: Primäre Giftentfernung, Kohle und Diarrhoe rezidivierend. Spezielle medikamentöse Therapie: Bei malignem neuroleptischen Syndrom Biperiden bis 5 mg langsam iv. Extrakorporale Verfahren: Nicht sinnvoll.

Chronische Schäden	Nach akuter Intoxikation keine. Bei Dauergebrauch Haarausfall, Photosensibilisierung, Parkinsonismus, Leberschädigung.

Vorkommen. Verwendung. Wirksame Bestandteile	Analgetikum, Psychostimulans, als Droge häufig mißbraucht. Weitere Bezeichnungen: Diamorphin, Diacetylmorphin.

Eigenschaften & Wirkungen

Tageshöchstdosis	10 mg
Gefährliche Dosis	siehe Text
Orale Verfügbarkeit	Prodrug
Wirkungseintritt nach	schnell bei parenteraler Verabreichung
Wirkdauer	3–4 h
Eliminationshalbwertszeit	1–2 h
Plasmapeak nach	30 min, 30 min Morphin
Plasmabindung	40 %
Verteilungsvolumen	25 l/kg
Ausscheidung über die Niere	< 75 % metabolisiert
Ausscheidung über den Darm	keine Daten
Enterohepatischer Kreislauf	der Metabolite
Wirksame Metabolite	6-Acetylmorphin, Morphin

Eine gefährliche Dosis ist nicht festzulegen. Je nach Gewöhnung und Verunreinigungen auch schon bei „geringen" Mengen schwere Vergiftungen.

Komplette Umwandlung von Heroin zu Morphin im Körper. Kann besser die Blut-Hirnschranke passieren als Morphin.

Klinik

Auge: Miosis. *Atemtrakt:* Lungenödem. *Herz, Kreislauf:* Tachykardie, Bradykardie, Hypotonie. *Andere innere Organe:* Nierenversagen durch Rhabdomyolyse. *Nervensystem:* Bewußtseinseintrübung, Atemdepression.

Labor/ Diagnose

Blutkonzentration	
„therapeutisch"	< 0,06 mg/l
toxisch	keine Daten
gefährlich	> 0,1 mg/l

Schnelltest auf Opiate im Urin, CK-Wert-Bestimmung.

Therapie

Allgemeine therapeutische Maßnahmen: Bei oraler Aufnahme primäre Giftelemination, rezidivierend Kohle, Diarrhoe. Auch bei parenteraler Aufnahme rezidivierend Kohle, Diarrhoe wegen des enterohepatischen Kreislaufes.

Spezielle medikamentöse Therapie: Naloxongabe (auch zur Diagnose der Heroinvergiftung) 0,4–2 mg als Bolus iv. Gesamtdosis von 10 mg ohne Aufwachen: Keine Heroinvergiftung. Bei positiver Reaktion kann die Gabe von Naloxon wiederholt werden. Bei vital bedrohlichen Entzugserscheinungen Clonidin 0,006 mg/kg iv. über 10 min.

Extrakorporale Verfahren: Nicht sinnvoll.

Chronische Schäden

Nach akuter Intoxikation keine. Bei Dauergebrauch Abhängigkeit mit akutem Entzug: Mydriasis, Tremor, Delir, Krämpfe.

Vorkommen. Verwendung. Wirksame Bestandteile	Analgetikum, Antirheumatikum, Handelspräparate z. B. Contraneural, Imbun, Optalidon 200.

Eigenschaften & Wirkungen

Tageshöchstdosis	3200 mg
Gefährliche Dosis	300 mg/kg
Orale Verfügbarkeit	80 %
Wirkungseintritt nach	0,5 – 1 h
Wirkdauer	< 12 h
Eliminationshalbwertszeit	2 – 4 h
Plasmapeak nach	0,5 – 1 h
Plasmabindung	> 90 %
Verteilungsvolumen	0,1 – 0,2 l/kg
Ausscheidung über die Niere	< 2 %
Ausscheidung über den Darm	gering
Enterohepatischer Kreislauf	besteht nicht
Wirksame Metabolite	keine

Selten schwere Vergiftungen. Im 3. Trimenon der Schwangerschaft kontraindiziert.

I

Klinik	*Magen, Darm:* Übelkeit, Erbrechen, Bauchschmerz. *Atemtrakt:* Hyperventilation. *Nervensystem:* Agitiertheit, Bewußtseinseintrübung, Schwindel, Fieber.

Labor/ Diagnose	Blutkonzentration: Siehe Nomogramm.

Therapie	Allgemeine therapeutische Maßnahmen: Erbrechen oder bei Bewußtseinseintrübung Magenspülung, Kohle, Diarrhoe. Spezielle medikamentöse Therapie: Keine, symptomatisch. Extrakorporale Verfahren: Theoretisch Plasmaperfusion, in der Praxis aber bedeutungslos.

Chronische Schäden	Nach akuter Intoxikation keine. Bei Dauergebrauch Magen-Darmschädigung, Blutbildveränderung, Ödeme.

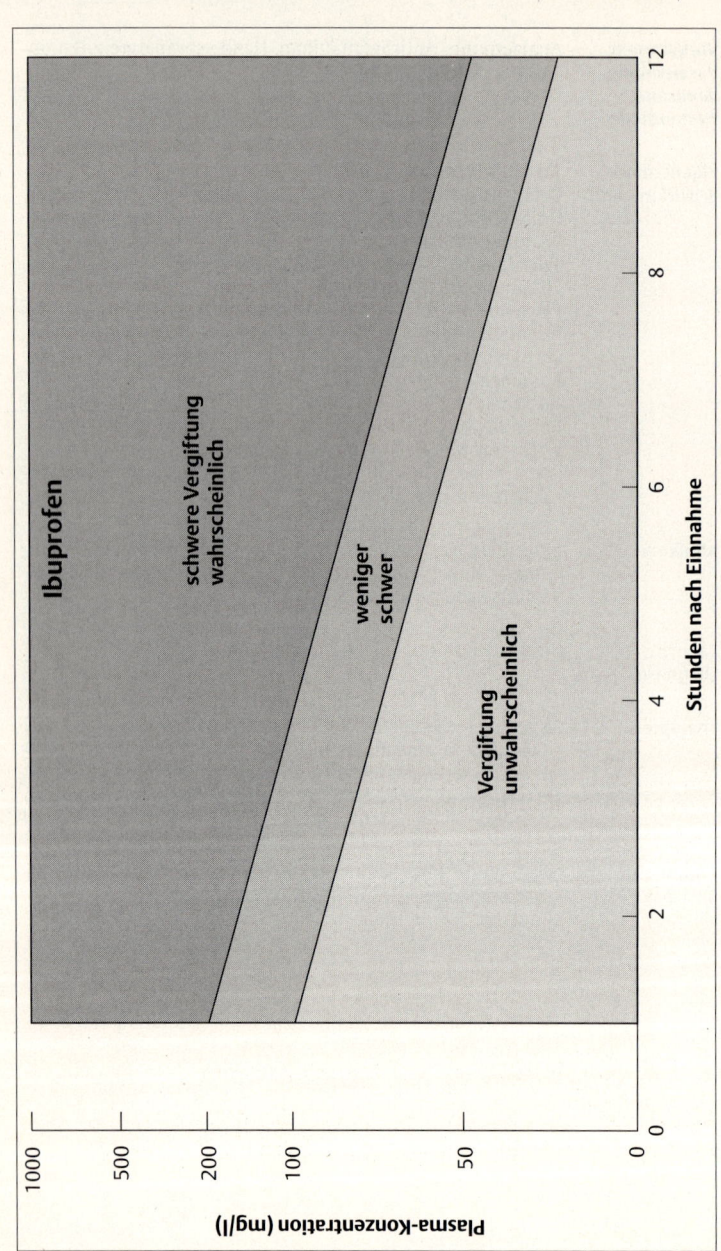

Vorkommen. Verwendung. Wirksame Bestandteile	Trizyklisches Antidepressivum, Handelspräparat z. B. Tofranil.

Eigenschaften & Wirkungen		
	Tageshöchstdosis	300 mg
	Gefährliche Dosis	10 mg/kg
	Orale Verfügbarkeit	30–50%
	Wirkungseintritt nach	1–2 h
	Wirkdauer	> 24 h
	Eliminationshalbwertszeit	6–28 h
	Plasmapeak nach	1–6 h
	Plasmabindung	60–90%
	Verteilungsvolumen	11–21 l/kg
	Ausscheidung über die Niere	< 2%
	Ausscheidung über den Darm	gering
	Enterohepatischer Kreislauf	Metabolit
	Wirksame Metabolite	2-OH-Imipramin, Desipramin, 2-OH-Desipramin

Geringe therapeutische Breite. Schwere Vergiftungen möglich. Erste Symptome bereits im therapeutischen Bereich. Die Medikation ist in Schwangerschaft kontraindiziert und in der Stillzeit nicht zu empfehlen.

I

Klinik	*Auge:* Mydriasis. *Herz, Kreislauf:* Hypotonie, Tachykardie, Arrhythmien. *Nervensystem:* Bewußtseinseintrübung, auch Agitiertheit, Hyperkinesie, Halluzinationen, Atemdepression, Krampfanfälle.

Labor/ Diagnose	
	Blutkonzentration (korreliert nicht mit der Schwere)

	therapeutisch	< 0,25 mg/l
	toxisch	> 0,25 mg/l
	gefährlich	> 1 mg/l

Typisches anticholinerges Syndrom.

Therapie	Allgemeine therapeutische Maßnahme: Primäre Giftentfernung, Kohle und Diarrhoe rezedivierend. 24 h Monitoring.
	Spezielle medikamentöse Therapie: Bei bedrohlicher Symptomatik Physostigmin langsam 2 mg iv., ggf. wiederholen, in Extremfällen als Dauerinfusion mit 2 mg/h. Natriumbicarbonat P_H 7,45 – 7,55 anstreben.
	Extrakorporale Verfahren: Nicht sinnvoll.

Chronische Schäden	Nach akuter Intoxikation keine. Bei Dauergebrauch Blutbildveränderung, Abhängigkeit mit Entzugssyndrom.

Vorkommen. Verwendung. Wirksame Bestandteile	Analgetikum, Antirheumatikum, Handelspräparate z.B. Amuno, Vonum.

Eigenschaften & Wirkungen	

Tageshöchstdosis	200 mg
Erste Symptome ab	therapeutischer Dosierung
Orale Verfügbarkeit	> 95 %
Wirkungseintritt nach	0,5 h
Wirkdauer	< 12 h
Eliminationshalbwertszeit	2 – 12 h
Plasmapeak nach	3 – 4 h
Plasmabindung	> 90 %
Verteilungsvolumen	0,5 – 1,5 l/kg
Ausscheidung über die Niere	< 20 %
Ausscheidung über den Darm	2 %
Enterohepatischer Kreislauf	besteht
Wirksame Metabolite	keine

Selten schwere Vergiftungen. Die Medikation ist in der Schwangerschaft und Stillzeit kontraindiziert.

Klinik	*Magen, Darm:* Übelkeit, Erbrechen, Bauchschmerz, Diarrhoe. *Herz, Kreislauf:* Tachykardie. *Andere innere Organe:* (akutes Nierenversagen). *Nervensystem:* Schwindel, Bewußtseinseintrübung.

Labor/ Diagnose	

Blutkonzentration	
therapeutisch	< 3 mg/l
toxisch	> 5 mg/l
gefährlich	> 100 mg/l

Therapie	Allgemeine therapeutische Maßnahmen: Primäre Giftelimination, rezidivierend Kohle und Diarrhoe. Spezielle medikamentöse Therapie: Keine, symptomatisch. Extrakorporale Verfahren: Plasmaseparation nach Ausschöpfen der primären Maßnahmen bei bedrohlicher Vergiftung oder ab 100 mg Indometacin/l Blutplasma.

Chronische Schäden	Nach akuter Intoxikation keine. Bei Dauergebrauch Magen-Darm-Ulcera, Leber- und Nierenschädigung.

Vorkommen. Verwendung. Wirksame Bestandteile	Tuberkulostatikum, Handelspräparate z.B. Isozid, Tebesium. Weitere Bezeichnungen: INH, Isonikotinsäurehydrazid

Eigenschaften & Wirkungen		
Tageshöchstdosis Erwachsene	500 mg	
Gefährliche Dosis	80 mg/kg	
Orale Verfügbarkeit	95 %	
Wirkungseintritt nach	1 – 3 h	
Wirkdauer	keine Daten	
Eliminationshalbwertszeit	4,5 h langsame, 1 – 1,5 h schnelle Acetylierer	
Plasmapeak nach	1 – 2 h	
Plasmabindung	10 – 15 %	
Verteilungsvolumen	0,6 l/kg	
Ausscheidung über die Niere	32 %	
Ausscheidung über den Darm	10 %	
enterohepatischer Kreislauf	besteht nicht	
Wirksame Metabolite	keine	

Häufig schwere Vergiftungen, in Einzelfällen auch in Dosen, die deutlich unter der gefährlichen Dosis liegen.

Klinik	*Nervensystem:* Kopfschmerz, Schwindel. Ataxie, Hypo-, Hyperreflexie, Parästhesien, Koma, Krampfanfälle, Atemdepression.

Labor/ Diagnose	Blutkonzentration	
	therapeutisch	< 10 mg/l
	toxisch	> 20 mg/l
	gefährlich	> 30 mg/l
	Lactatazidose.	

Klinik	Allgemeine therapeutische Maßnahmen: Primäre Giftentfernung, Kohle und Diarrhoe, Azidoseausgleich. Spezielle medikamentöse Therapie: Vitamin B6-Gabe in gleicher Menge wie INH-Aufnahme, in 30 min iv. Bei unbekannter INH-Menge und schwerer Symptomatik 5 g(!) Vitamin-B6 iv. in 30 min. Bei Krämpfen Benzodiazepine. Extrakorporale Giftentfernung: Hämodialyse nach Ausschöpfen der primären Maßnahmen bei bedrohlichen Vergiftungen oder ab einer Blutkonzentration von 100 mg/l.

Chronische Schäden	Nach akuter Intoxikation keine. Bei Dauergebrauch Leberschädigung, Polyneuropathie.

I

Vorkommen. Verwendung. Wirksame Bestandteile	Alkali-, Erdalkalihydroxide oder Alkalimetasilikate, die in wäßriger Lösung Hydroxidionen bilden. Häufige Verwendung in Rohrreinigern und Klarspülern.
Eigenschaften & Wirkungen	Haut- und Schleimhautschädigung durch Bildung von Albuminaten und Seifen.Tiefere Gewebeschädigung als bei Säuren, die initial auch nicht schmerzhaft sein müssen.
Klinik	*Haut:* Verätzungen I.–III. Grades, Schwellung. *Atemtrakt:* Nur bei Aerosolen möglich: Reizung, Husten, Dyspnoe, eventuell toxisches Lungenödem. *Augen:* Lidkrampf, Entzündungen von Bindehaut und Hornhaut mit Nekrosen und Narbenbildung. Später eventuell Hornhautulzera mit Perforation. *Gastrointestinaltrakt:* Erbrechen (blutig), Verätzungen I.-III. Grades mit Entzündungen, Nekrosebildung, Perforation. Schock, Glottisödem mit Ateminsuffizienz. *Andere innere Organe:* Hämolyse, Lebernekrosen, Nierenversagen.
Labor/ Diagnose	Auch bei Laugen entsteht eine Laktazidose. Gegebenenfalls Endoskopie.
Therapie	*Haut:* Viel Wasser, bei Hautläsionen wie Verbrennung. *Atemtrakt:* Dexamethason-Dosieraerosol initial 2 Hübe, dann alle 5–10 Minuten bis zur Leerung der Packung. *Augen:* Sofortige Spülung mit handwarmem Leitungswasser mindestens über 5 Minuten. Beim Augenarzt Anästhesie und weitere Spülung. *Gastrointestinaltrakt:* Bei eindeutigen Verätzungen kein Erbrechen, keine Kohle, keine Neutralisation, Endoskopie bis 2 Stunden nach Intoxikation. Kontraindikation für eine Endoskopie sind Perforation und nicht ausreichend stabilisierte Vitalfunktionen. So viel Wasser wie möglich, aber ohne den Magen zu überfüllen (max. 300 ml). Symptomatische Behandlung des Schocks. Eine Magenspülung ist nicht indiziert, da es nicht um die Entfernung resorbierbarer Substanzen geht und die Gefahr einer Perforation besteht. Spezielle medikamentöse Therapie: Sucralfat 4× täglich 1 g in 30 ml Wasser. Ständige Überwachung und Ausgleich der metabolischen Acidose. Low dose Heparin und Diuresesteigerung bis auf 6 Liter/Tag. Die Gabe von Cortikoiden ist umstritten und muß im Einzelfall entschieden werden. Extrakorporale Verfahren: Hämodialyse bei Hämolyse.
Chronische Schäden	Bronchitis, Lungenemphysem, Konjunktivitis, Dauerschädigung des Gastrointestinaltraktes.

Vorkommen. **Verwendung.** **Wirksame** **Bestandteile**	Phenothiazin, Neuroleptikum, Handelspräparat z. B. Neurocil. Weitere Bezeichnung: Methotrimprazin.

Eigenschaften & Wirkungen

Tageshöchstdosis	600 mg
Erste Symptome ab	10 mg/kg
Orale Verfügbarkeit	50%
Wirkungseintritt nach	1 – 2 h
Wirkdauer	< 24 h
Eliminationshalbwertszeit	16 – 80 h, Metabolit 15 h
Plasmapeak nach	1 – 4 h
Plasmabindung	keine Daten
Verteilungsvolumen	20 – 40 l/kg
Ausscheidung über die Niere	gering
Ausscheidung über den Darm	gering
Enterohepatischer Kreislauf	keine Daten
Wirksame Metabolite	Levomepromazinsulfoxid

Weniger toxisch als andere Phenothiazine. Vereinzelt wurden schwere Vergiftungen ab 50 mg/kg berichtet. Die Phenothiazine werden mit dem plötzlichen Kindstod in Verbindung gebracht (Synkopen, Krampfanfall).

L

Klinik

Magen, Darm: Erbrechen. *Herz, Kreislauf:* Tachykardie, Hypotonie, Arrhythmien. *Nervensystem:* Agitiertheit, Bewußtseinseintrübung, Krampfanfälle, malignes neuroleptisches Syndrom, Parkinsonismus.

Labor/ Diagnose

Blutkonzentration	
therapeutisch	< 0,1 mg/l
toxisch	> 0,4 mg/l
gefährlich	> 0,9 mg/l

Therapie

Allgemeine therapeutische Maßnahmen: Erbrechen ist wegen des antiemetischen Effekts zweifelhaft. Magenspülung, Kohle, Diarrhoe.

Spezielle medikamentöse Therapie: Bei bedrohlicher Symptomatik Physostigmin langsam 2 mg iv., ggf. wiederholen, in Extremfällen als Dauerinfusion mit 2 mg/h. Bei extrapyramidaler Symptomatik Biperiden, bis 5 mg langsam iv.

Extrakorporale Giftentfernung: Hämoperfusion nach Ausschöpfen der primären Maßnahmen bei bedrohlichen Vergiftungen.

Chronische Schäden

Nach akuter Intoxikation keine. Bei Dauergebrauch Parkinsonismus, Leberschädigung.

Vorkommen. Verwendung. Wirksame Bestandteile	ACE-Hemmer, Handelspräparate z. B. Acerbon, Coric.

Eigenschaften & Wirkungen

Tageshöchstdosis	40 mg
Erste Symptome ab	1 mg/kg
Orale Verfügbarkeit	25 %
Wirkungseintritt nach	1 h
Wirkdauer	24 h
Eliminationshalbwertszeit	> 40 h
Plasmapeak nach	6 – 8 h
Plasmabindung	< 10 %
Verteilungsvolumen	2 – 3 l/kg
Ausscheidung über die Niere	> 90 %
Ausscheidung über den Darm	gering
Enterohepatischer Kreislauf	besteht nicht
Wirksame Metabolite	keine

Bis jetzt noch keine schweren Vergiftungen aufgetreten. Die Medikation ist in Schwangerschaft und Stillzeit kontraindiziert.

Klinik

Im wesentlichen wie die Nebenwirkungen. *Herz, Kreislauf:* Hypotonie. *Nervensystem:* Bewußtseinseintrübung.

Labor/ Diagnose

Blutkonzentration	
therapeutisch	< 0,07 mg/l
toxisch	keine Daten
gefährlich	keine Daten

Therapie

Allgemeine therapeutische Maßnahmen: Primäre Giftentfernung.
Spezielle medikamentöse Therapie: Keine, symptomatisch.
Extrakorporale Giftentfernung: Theoretisch Hämodialyse, in der Praxis aber bedeutungslos.

Chronische Schäden

Nach akuter Intoxikation keine. Bei Dauergebrauch Leber-, Nierenschädigung, Blutbildveränderung.

Lithium

Vorkommen. Verwendung. Wirksame Bestandteile	Antidepressivum, Handelspräparate z.B. Hypnorex, Quilonum.

Eigenschaften & Wirkungen	Tageshöchstdosis	1800 mg
	Gefährliche Dosis	siehe Text
	Orale Verfügbarkeit	Abhängig vom Anion
	Wirkungseintritt nach	verzögert, Retardpräparate
	Wirkdauer	> 48 h bei Überdosierung
	Eliminationshalbwertszeit	7 – 20 h, bei Dauermedikation und im Alter verlängert
	Plasmapeak nach	2 h
	Plasmabindung	0%
	Verteilungsvolumen	0,8 – 1 l/kg
	Ausscheidung über die Niere	> 90%
	Ausscheidung über den Darm	gering
	Enterohepatischer Kreislauf	keine Daten
	Wirksame Metabolite	keine

Ausscheidung auch über den Speichel. Eine gefährliche Dosis ist nicht festzulegen. Je nach Gewöhnung auch schon bei „geringen" Mengen schwere Vergiftungen.

L

Klinik	*Magen, Darm:* Erbrechen, Diarrhoe, Ileus. *Herz, Kreislauf:* AV-Block. *Andere innere Organe:* Nierenversagen. *Nervensystem:* Agitiertheit, Verwirrtheit, Flush, Bewußtseinseintrübung, Myoklonien, Faszikulationen, Krampfanfälle.

Labor/ Diagnose	Blutkonzentration	
	therapeutisch	< 1,5 mmol
	toxisch	> 0,5 mmol
	gefährlich	> 2,5 mmol

Elektrolytkontrolle. Weitere mögliche Laborwertveränderungen: Hypercalziämie, Hypermagnesiämie, Hyperparathyreodismus, Leukozytose.

Therapie	Allgemeine therapeutische Maßnahmen: Bei oraler Aufnahme primäre Giftelemination, rezidivierend Kohle, Diarrhoe. Forcierte Diurese. Spezielle medikamentöse Therapie: Keine, symptomatisch. Extrakorporale Verfahren: Hämodialyse nach Ausschöpfen der primären Maßnahmen bei bedrohlichen Vergiftungen oder ab einer Blutkonzentration von 4 mmol.

Chronische Schäden	Nach akuter Intoxikation keine. Bei Dauergebrauch Nierenschädigung.

| Vorkommen. Verwendung. Wirksame Bestandteile | Antidiarrhoikum, Opioid, Handelspräparat z. B. Imodium. |

Eigenschaften & Wirkungen		
	Tageshöchstdosis	16 mg
	Gefährliche Dosis	2 mg/kg bei Kleinkindern
	Orale Verfügbarkeit	> 1 %
	Wirkungseintritt nach	1 – 3 h
	Wirkdauer	2 – 3 Tage
	Eliminationshalbwertszeit	7 – 15 h
	Plasmapeak nach	4 h
	Plasmabindung	97 %
	Verteilungsvolumen	keine Daten
	Ausscheidung über die Niere	1 %
	Ausscheidung über den Darm	30 – 40 %
	Enterohepatischer Kreislauf	besteht
	Wirksame Metabolite	keine Daten

Die Medikation ist in Schwangerschaft und Stillzeit kontraindiziert. Bei chronischer Gabe an Kleinkinder schwere Vergiftungen ab 0,3 mg/kg/Tag. Cave: Kinder < 2 Jahre wird die Bluthirnschranke passiert und es kann sich die Opioidwirkung entfalten.

| Klinik | Bei Kleinkindern und Säuglingen: *Augen:* Miosis. *Magen, Darm:* Paralytischer Ileus. *Herz, Kreislauf:* Bradykardie. *Nervensystem:* Koma, Atemdepression. Bei Erwachsenen sind schwere Intoxikationen nicht zu erwarten, allenfalls mit Symptomatik der Nebenwirkungen. |

| Labor/ Diagnose | Blutkonzentration ist nicht relevant. |

| Therapie | Allgemeine therapeutische Maßnahmen: Kleinkinder und Säuglinge gehören immer in die Klinik. Wegen der (wahrscheinlich) schlechten Resorption Kohle und Diarrhoe (trotz Antidiarrhoikum) rezidivierend. Spezielle medikamentöse Therapie: Bei Opioidwirkung Naloxon Infusion von 0,4 – 0,8 mg/h bis zum Abklingen der Symptomatik. Extrakorporale Giftentfernung: Nicht sinnvoll. |

| Chronische Schäden | Nach akuter Intoxikation keine. Bei Dauergebrauch wie Nebenwirkungen. |

Vorkommen. Verwendung. Wirksame Bestandteile	Tranquillans, Hypnotikum, Benzodiazepin, Handelspräparate z. B. Tavor, Tolid.

Eigenschaften & Wirkungen		
	Tageshöchstdosis	10 mg
	Erste Symptome	bei therapeutischer Dosierung
	Orale Verfügbarkeit	> 80%
	Wirkungseintritt nach	20 – 30 min
	Wirkdauer	8 h
	Eliminationshalbwertszeit	10 – 22 h
	Plasmapeak nach	0,5 – 3 h
	Plasmabindung	85%
	Verteilungsvolumen	1 – 1,5 l/kg
	Ausscheidung über die Niere	keine Daten
	Ausscheidung über den Darm	1%
	Enterohepatischer Kreislauf	keine Daten
	Wirksame Metabolite	keine

Die Medikation ist in der Schwangerschaft nicht zu empfehlen und in der Stillzeit kontraindiziert.

L

Klinik	*Magen, Darm:* Übelkeit, Erbrechen. *Herz, Kreislauf:* Tachykardie. *Nervensystem:* Bewußtseinseintrübung, (Atemdepression) aber auch paradoxe Reaktion mit Agitiertheit und Halluzinationen.

Labor/ Diagnose		
	Blutkonzentration	
	therapeutisch	< 0,02 mg/l
	toxisch	> 0,5 mg/l
	gefährlich	keine Daten

Die Schwere der Erkrankung muß nicht mit der Konzentration im Blut korrelieren.
Schnelltest auf Benzodiazepine im Urin, oder einmalig 0,2 mg Flumazenil iv.

Therapie	Allgemeine therapeutische Maßnahmen: Primäre Giftentfernung, Kohle und Diarrhoe. Spezielle medikamentöse Therapie: Wegen der relativ kurzen Wirkzeit kann die Gabe von Flumazenil zur kurzfristigen Überbrückung einer Atemdepression sinnvoll sein. Cave: Entzugssyndrom. Extrakorporale Giftentfernung: Nicht sinnvoll.

Chronische Schäden	Nach akuter Intoxikation keine. Bei Dauergebrauch Abhängigkeit mit Entzugssyndrom.

Vorkommen. Verwendung. Wirksame Bestandteile	Tranquillans, Hypnotikum, Benzodiazepin, Handelspräparate z. B. Ergocalm, Noctamid.

Eigenschaften & Wirkungen		
	Tageshöchstdosis	2 mg
	Erste Symptome ab	siehe Text
	Orale Verfügbarkeit	< 80 %
	Wirkungseintritt nach	0,5 – 2 h
	Wirkdauer	> 24 h bei Überdosierung
	Eliminationshalbwertszeit	10 – 16 h
	Plasmapeak nach	2 – 3 h
	Plasmabindung	85 %
	Verteilungsvolumen	4,6 l/kg
	Ausscheidung über die Niere	gering
	Ausscheidung über den Darm	gering
	Enterohepatischer Kreislauf	keine Daten
	Wirksame Metabolite	keine

Schwere Vergiftungen treten hauptsächlich bei Mischintoxikationen auf. Die Medikation ist in der Schwangerschaft nicht zu empfehlen und in der Stillzeit kontraindiziert.

Klinik	*Magen, Darm:* Übelkeit, Erbrechen. *Herz, Kreislauf:* Tachykardie, Hypotonie. *Nervensystem:* Bewußtseineintrübung, paradoxe Reaktion mit Agitiertheit ist seltener als bei den anderen Benzodiazepinen.

Labor/ Diagnose		
	Blutkonzentration	
	therapeutisch	< 0,025 mg/l
	toxisch	keine Daten
	gefährlich	keine Daten

Die Schwere der Erkrankung muß nicht mit der Konzentration im Blut korrelieren.
Schnelltest auf Benzodiazepine im Urin. Einmalig 0,2 mg Flumazenil iv.

Therapie	Allgemeine therapeutische Maßnahmen: Primäre Giftentfernung, Kohle und Diarrhoe rezidivierend. Spezielle medikamentöse Therapie: Wegen der kurzen Halbwertszeit kann die Gabe von Flumazenil zur kurzfristigen Überbrückung einer Atemdepression sinnvoll sein. Extrakorporale Giftentfernung: Nicht sinnvoll.

Chronische Schäden	Nach akuter Intoxikation keine. Bei Dauergebrauch Abhängigkeit mit Entzugssyndrom.

Vorkommen. Verwendung. Wirksame Bestandteile	Tetrazyklisches Antidepressivum, Handelspräparate z.B. Ludiomil, Psymion.

Eigenschaften & Wirkungen		
	Tageshöchstdosis	225 mg
	Gefährliche Dosis	10 mg/kg
	Orale Verfügbarkeit	100%
	Wirkungseintritt nach	1–2 h, aber auch verzögert bei Überdosierung
	Wirkdauer	> 24 h bei Überdosierung
	Eliminationshalbwertszeit	27–58 h, Metabolite 60–90 h
	Plasmapeak nach	8–24 h
	Plasmabindung	88%
	Verteilungsvolumen	13–24 l/kg
	Ausscheidung über die Niere	60% metabolisiert in 21 d
	Ausscheidung über den Darm	30%, teilweise metabolisiert
	Enterohepatischer Kreislauf	besteht
	Wirksame Metabolite	Desmethylmaprotilin, Maprotilin-n-oxid

Geringe therapeutische Breite. Schwere Vergiftungen möglich. Erste Symptome bereits im therapeutischen Bereich. Verzögerter Wirkungseintritt. Die Medikation ist in der Schwangerschaft nicht zu empfehlen und in der Stillzeit kontraindiziert.

M

Klinik	*Herz, Kreislauf:* Hypotonie, Tachykardie, Bradykardie, Kammerflimmern, AV-Block. *Nervensystem:* Agitiertheit, Bewußtseinseintrübung, häufig Atemdepression und Krampfanfälle.

Labor/ Diagnose	Blutkonzentration (von untergeordneter Bedeutung)	
	therapeutisch	< 0,2 mg/l
	toxisch	> 0,2 mg/l
	gefährlich	> 1 mg/l

Therapie	Allgemeine therapeutische Maßnahmen: Ausgiebige primäre Giftentfernung, Kohle und Diarrhoe rezidivierend. Bei schweren Herzrhythmusstörungen ggf. Schrittmacher. Spezielle medikamentöse Therapie: Kein Physostigmin wegen Krampfgefahr. Bei Mischintoxikationen mit Benzodiazepinen kein Flumazenil wegen Krampfgefahr. Bei Krämpfen Diazepam, Barbiturate. Extrakorporale Verfahren: Nicht sinnvoll.

Chronische Schäden	Nach akuter Intoxikation keine. Bei Dauergebrauch Regelblutungsstörungen, Paraesthesien, Abhängigkeit mit Entzugssyndrom.

Vorkommen. Verwendung. Wirksame Bestandteile	Analgetikum, Antirheumatikum, Handelspräparat z.B. Ponalar.

Eigenschaften & Wirkungen	Tageshöchstdosis	1500 mg
	Gefährliche Dosis	100 mg/kg
	Orale Verfügbarkeit	< 60 %
	Wirkungseintritt nach	keine Daten
	Wirkdauer	> 12 h
	Eliminationshalbwertszeit	2 – 3 h
	Plasmapeak nach	2 – 4 h, 8 – 12 h bei Überdosierung
	Plasmabindung	> 95 %
	Verteilungsvolumen	0,1 – 0,2 l/kg
	Ausscheidung über die Niere	50 %, teilweise metabolisiert
	Ausscheidung über den Darm	keine Daten
	Enterohepatischer Kreislauf	20 %
	Wirksame Metabolite	keine

Die Medikation ist im 3. Trimenon der Schwangerschaft kontraindiziert und in der Stillzeit nicht zu empfehlen.

Klinik	*Magen, Darm:* Übelkeit, Erbrechen, Bauchschmerzen. *Andere innere Organe:* (Nierenversagen). *Nervensystem:* Agitiertheit, Bewußtseinseintrübung. Häufig Krampfanfälle mit Latenzzeit bis 12 h.

Labor/ Diagnose	Blutkonzentration	
	therapeutisch	< 10 mg/l
	toxisch	> 10 mg/l
	gefährlich	> 50 mg/l

Die Schwere der Erkrankung muß nicht mit der Konzentration im Blut korrelieren.

Therapie	Allgemeine therapeutische Maßnahmen: Primäre Giftentfernung durch Erbrechen bis höchstens 1 h nach Intoxikation, sonst Magenspülung, Kohle, Diarrhoe. Spezielle medikamentöse Therapie: Keine, symptomatisch. Extrakorporale Verfahren: Nicht sinnvoll.

Chronische Schäden	Nach akuter Intoxikation keine. Bei Dauergebrauch Pankreatitis, Magen-Darm-Ulzera, Nierenschädigung.

| **Vorkommen. Verwendung. Wirksame Bestandteile** | Neuroleptikum, Butyrophenon, Handelspräparat z. B. Eunerpan. |

Eigenschaften & Wirkungen	Tageshöchstdosis	600 mg
	Gefährliche Dosis	10 mg/kg
	Orale Verfügbarkeit	50 – 70 %
	Wirkungseintritt nach	< 1 h
	Wirkdauer	2 – 3 h, > 12 h bei Überdosierung
	Eliminationshalbwertszeit	3 – 4 h
	Plasmapeak nach	45 – 90 min
	Plasmabindung	50 %
	Verteilungsvolumen	1 – 10 l/kg
	Ausscheidung über die Niere	< 10 %
	Ausscheidung über den Darm	keine Daten
	Enterohepatischer Kreislauf	keine Daten
	Wirksame Metabolite	keine

Gefährliches Medikament, schon bei therapeutischer Dosierung schwere Vergiftungen möglich. In der Schwangerschaft kontraindiziert.

M

| **Klinik** | *Magen, Darm:* Erbrechen. *Herz, Kreislauf:* Hypotonie, Tachykardie. *Nervensystem:* Extrapyramidale Symptome, Bewußtseinseintrübung, Krampfanfälle. *Andere Symptome:* Hypersalivation. |

Labor/ Diagnose	Blutkonzentration	
	therapeutisch	< 0,1 mg/l
	toxisch	keine Daten
	gefährlich	keine Daten

| **Therapie** | Allgemeine therapeutische Maßnahmen: Ausgiebige primäre Giftentfernung, Kohle und Diarrhoe rezidivierend. Spezielle medikamentöse Therapie: Bei bedrohlicher extrapyramidaler Symptomatik Biperiden bis 5 mg langsam iv. Extrakorporale Verfahren: Nicht sinnvoll. |

| **Chronische Schäden** | Nach akuter Intoxikation keine. Bei Dauergebrauch Parkinsonismus, Leberschädigung. |

Vorkommen. **Verwendung.** **Wirksame** **Bestandteile**	Analgetikum, Antipyretikum, Antiphlogistikum, Spasmolytikum, Pyrazolon, Handelspräparate z.B. Baralgin, Novalgin. Prodrug wird im Magen zu 4-Methylaminoantipyrin hydrolisiert, deshalb alle Daten für den Metaboliten. Weitere Bezeichnung: Dipyrone.

Eigenschaften & Wirkungen

Tageshöchstdosis	4000 mg
Gefährliche Dosis	siehe Text
Orale Verfügbarkeit	> 90 %
Wirkungseintritt nach	0,5 h
Wirkdauer	< 12 h
Eliminationshalbwertszeit	2 – 3 h, Metabolit 4 – 5 h
Plasmapeak nach	1 – 2 h
Plasmabindung	58 %
Verteilungsvolumen	0,2 l/kg
Ausscheidung über die Niere	< 90 %
Ausscheidung über den Darm	< 10 %
Enterohepatischer Kreislauf	keine Daten
Wirksame Metabolite	4-Aminoantipyrin

Das Auftreten der Symptome ist häufig nicht von der Menge abhängig. Schwere Vergiftungen wurden ab 50 g gesehen. Die Medikation ist in Schwangerschaft und Stillzeit nicht zu empfehlen.

Klinik

Haut: Juckreiz, Exanthem. *Magen, Darm:* Erbrechen. *Atemtrakt:* Überempfindlichkeit mit Dyspnoe. *Andere innere Organe:* Nierenversagen. *Herz, Kreislauf:* Hypotonie. *Nervensystem:* Kopfschmerzen, Bewußtseinseintrübung.

Labor/ Diagnose

Blutkonzentration	
therapeutisch	< 40 mg/l 4-Methyl-aminoantipyrin
toxisch	keine Daten
gefährlich	keine Daten

Therapie

Allgemeine therapeutische Maßnahmen: Ab 100 mg/kg Kohle und Diarrhoe, bei Bewußtseinseintrübung Magenspülung. Forcierte Diurese bei bedrohlicher Vergiftung.
Spezielle medikamentöse Therapie: Keine, symptomatisch.
Extrakorporale Verfahren: Hämodialyse nach Ausschöpfen der konservativen Maßnahmen und bedrohlicher Vergiftung.

Chronische Schäden

Nach akuter Intoxikation keine. Bei Dauergebrauch Blutbildveränderung, Nierenschädigung.

Methylendioxymetamphetamin

Vorkommen. Verwendung. Wirksame Bestandteile	Amphetamin, wird zu Rauschzwecken mißbraucht. Weitere Bezeichnungen: MDMA, Tenamfetamin. Bei Designerdrogen können auch Verunreinigungen eine Rolle spielen. Die übliche Tablettenkonzentration beträgt 100 mg.

Eigenschaften & Wirkungen

Tageshöchstdosis	(150 mg)
Gefährliche Dosis	2 mg/kg
Orale Verfügbarkeit	keine Daten
Wirkungseintritt nach	< 1 h
Wirkdauer	bis 48 h
Eliminationshalbwertszeit	keine Daten
Plasmapeak nach	1 – 5 h
Plasmabindung	keine Daten
Verteilungsvolumen	keine Daten
Ausscheidung über die Niere	65 %
Ausscheidung über den Darm	keine Daten
Enterohepatischer Kreislauf	keine Daten
Wirksame Metabolite	3,4-Methylendioxyamphetamin

Bei Gewöhnung Dosissteigerung.

Klinik

Atemtrakt: ARDS. *Augen:* Mydriasis *Herz, Kreislauf:* Tachykardie, (Bradykardie), Arrhythmie, Hypertonie. *Andere innere Organe:* Nierenversagen durch Rhabdomyolyse. *Nervensystem:* Tremor, Trismus, Verwirrtheit, Delirieren, Agitiertheit, Hyperthermie, Bewußtseinseintrübung.

M

Labor/ Diagnose

Blutkonzentration	
normal	keine Daten
toxisch	keine Daten
gefährlich	1 mg/l

Die Schwere der Erkrankung muß nicht mit der Blutkonzentration korrelieren. Schnelltest auf Amphetamine im Urin, CK-Wert-Bestimmung.

Therapie

Allgemeine therapeutische Maßnahmen: Primäre Giftentfernung bei Erreichen der gefährlichen Dosis.
Spezielle medikamentöse Therapie: Bei starker Agitation ggf. sedieren. Bei hypertensiver Krise Natriumnitroprussid 0,0005 – 0,01 mg/kg und Stunde.
Extrakorporale Verfahren: Hämodialyse in schweren Fällen oder bei Rhabdomyolyse.

Chronische Schäden

Nach akuter Intoxikation keine. Bei Dauergebrauch Entzugssyndrom.

Vorkommen. Verwendung. Wirksame Bestandteile	Herzglykosid, Handelspräparat z. B. Lanitop.

Eigenschaften & Wirkungen

		Digoxin
Tageshöchstdosis	0,3 mg	
Erste Symptome ab	0,03 mg/kg	
Orale Verfügbarkeit	> 70 %	
Wirkungseintritt nach	0,5 – 1 h	
Wirkdauer	> 6 Tage	< 170 h
Eliminationshalbwertszeit	30 – 60 h	20 – 50 h
Plasmapeak nach	30 Minuten	
Plasmabindung	< 22 %	10 – 30 %
Verteilungsvolumen	10 l/kg	6 – 10 l/kg
Ausscheidung über die Niere	< 60 % metabolisiert in 7 Tagen	60 – 80 %
Ausscheidung über den Darm	30 % metabolisiert in 7 Tagen	< 5 %
Enterohepatischer Kreislauf	des Metaboliten	
Metabolite	Digoxin	

Geringe therapeutische Breite. Ab 2 mg ist mit Symptomen zu rechnen.

Klinik

Magen, Darm: Erbrechen. *Herz, Kreislauf:* Schwindel, Bradykardie, Tachykardie, Hypotonie, Arrhythmien, AV-Block, Schenkelblock.

Labor/ Diagnose

Blutkonzentration
therapeutisch   < 0,002 mg/l
toxisch   > 0,0025 mg/l
gefährlich   > 0,005 mg/l
Hyperkaliämie.

Therapie

Allgemeine therapeutische Maßnahmen: Primäre Giftentfernung, rezidivierend Kohle (ist genauso wirksam wie Colestyramin) und Diarrhoe (auch bei iv. Intoxikationen wegen des enterohepatischen Kreislaufes). Keine forcierte Diurese wegen Lungenödemgefahr. Ggf. Schrittmacher.

Spezielle medikamentöse Therapie: Bei bedrohlicher Symptomatik und bei hohen Blutspiegelwerten Digitalis Antidot. 80 mg Antidot pro 1 mg Metildigoxin. Bei unbekannten Mengen 6 Injektionsflaschen iv. als Kurzinfusion (nach Austestung auf Allergie). Ionenaustauscher, z. B. Resonium bei Kaliumerhöhung.

Extrakorporale Verfahren: Nicht sinnvoll.

Chronische Schäden

Nach akuter Intoxikation keine. Bei Dauergebrauch wie Klinik und Farbsehveränderung.

Metoclopramid

Vorkommen. Verwendung. Wirksame Bestandteile	Dopamin-2-Antagonist, Peristaltikanreger, Antiemetikum, Handelspräparate z. B.Gastrosil, Paspertin.

Eigenschaften & Wirkungen	Tageshöchstdosis	60 mg
	Erste Symptome ab	therapeutischer Dosierung
	Orale Verfügbarkeit	80 %
	Wirkungseintritt nach	15 – 60 min
	Wirkdauer	24 h
	Eliminationshalbwertszeit	2,5 – 4,5 h, 23 h Kleinkinder
	Plasmapeak nach	0,5 – 2 h
	Plasmabindung	< 30 %
	Verteilungsvolumen	2 – 3,5 l/kg
	Ausscheidung über die Niere	20 %
	Ausscheidung über den Darm	gering
	Enterohepatischer Kreislauf	keine Daten
	Wirksame Metabolite	keine Daten

Die Medikation ist in der Schwangerschaft nicht zu empfehlen und in der Stillzeit kontraindiziert.

Klinik	*Herz, Kreislauf:* Hypertonie. *Nervensystem:* Tremor, Agitiertheit, Bewußtseinseintrübung, Atemdepression, (malignes neuroleptisches Syndrom), extrapyramidale Symptomatik.

M

Labor/ Diagnose	Blutkonzentration	
	therapeutisch	0,0015 mg/l
	toxisch	keine Daten
	gefährlich	keine Daten

Prolactinerhöhung. Methämoglobin-Bestimmung bei Säuglingen.

Therapie	Allgemeine therapeutische Maßnahmen: Ab 3 mg/kg KG primäre Giftentfernung. Spezielle medikamentöse Therapie: Bei Hypertonie Nifedipin bei malignem neuroleptischen Syndrom Bromocriptin 5 – 20 mg oral, bis 4x täglich oder Dantrolen 0,5 – 3 mg/kg langsam iv. Bei extrapyramidaler Symptomatik Biperiden bis 5 mg langsam iv. Extrakorporale Verfahren: Nicht sinnvoll.

Chronische Schäden	Nach akuter Intoxikation keine. Bei Dauergebrauch Parkinsonismus, Folgen der Prolactinerhöhung.

Vorkommen. Verwendung. Wirksame Bestandteile	β-Rezeptorenblocker, Handelspräparate z. B. Beloc, Prelis.

Eigenschaften & Wirkungen	Tageshöchstdosis	400 mg
	Erste Symptome bei	20 mg/kg
	Orale Verfügbarkeit	50%
	Wirkungseintritt nach	1 h
	Wirkdauer	3–6 h
	Eliminationshalbwertszeit	3–4 h
	Plasmapeak nach	1–2,5 h
	Plasmabindung	10%
	Verteilungsvolumen	4–6 l/kg
	Ausscheidung über die Niere	< 5%
	Ausscheidung über den Darm	keine Daten
	Enterohepatischer Kreislauf	keine Daten
	Wirksame Metabolite	keine
	Die Medikation ist in Schwangerschaft und Stillzeit nicht zu empfehlen.	

Klinik	*Magen, Darm:* Übelkeit. *Herz, Kreislauf:* Hypotonie (Hypertonie), Bradykardie (Tachykardie). *Nervensystem:* Schwindel, Bewußtseinseintrübung.

Labor/ Diagnose	Blutkonzentration	
	therapeutisch	< 0,5 mg/l
	toxisch	> 0,6 mg/l
	gefährlich	> 60 mg/l
	Blutzucker-Bestimmung bei Kindern.	

Therapie	Allgemeine therapeutische Maßnahmen: Primäre Giftentfernung. Spezielle medikamentöse Therapie: Bei bedrohlicher Hypotonie Dopamin 0,006 mg/kg iv., ggf. bis 0,015 mg/kg pro min steigern. Bei Schock Glukagon. Dosierung initial 0,15 mg/kg dann 0,05 mg/kg h über 24 h iv. Extrakorporale Verfahren: Nicht sinnvoll.

Chronische Schäden	Nach akuter Intoxikation keine. Bei Dauergebrauch Hörschädigung, Leberschädigung, Blutbildveränderung, Haarausfall.

Vorkommen. Verwendung. Wirksame Bestandteile	Tetrazyklisches Antidepressivum, Handelspräparat z.B. Tolvin.

Eigenschaften & Wirkungen	
Tageshöchstdosis	90 mg
Erste Symptome ab	10 mg/kg
Orale Verfügbarkeit	30%
Wirkungseintritt nach	< 2 h bei Überdosierung
Wirkdauer	< 24 h
Eliminationshalbwertszeit	7 – 20 h/10 – 40 h biphasisch
Plasmapeak nach	3 h
Plasmabindung	90%
Verteilungsvolumen	20 – 30 l/kg
Ausscheidung über die Niere	5%, 35% metabolisiert in 24 h
Ausscheidung über den Darm	< 30% metabolisiert
Enterohepatischer Kreislauf	keine Daten
Wirksame Metabolite	Desmethylmianserin, 8-Hydroxymianserin

Bislang keine ernsthaften Komplikationen bekannt. Die Medikation ist in Schwangerschaft und Stillzeit kontraindiziert.

Klinik	*Magen, Darm:* Erbrechen. *Herz, Kreislauf:* Tachykardie, (Hypertonie). *Nervensystem:* Agitiertheit, Bewußtseinseintrübung, selten extrapyramidale Symptomatik.

M

Labor/ Diagnose	
Blutkonzentration	
therapeutisch	< 0,15 mg/l
toxisch	> 0,3 mg/l
gefährlich	> 2 mg/l

Therapie	Allgemeine therapeutische Maßnahmen: Primäre Giftentfernung, rezidivierend Kohle und Diarrhoe. Spezielle medikamentöse Therapie: Kein Physostigmin wegen Krampfgefahr, ggf. Biperiden bis 5 mg langsam iv. Extrakorporale Verfahren: Nicht sinnvoll.

Chronische Schäden	Nach akuter Intoxikation keine. Bei Dauergebrauch Leberschädigung.

Vorkommen. Verwendung. Wirksame Bestandteile	Calciumantagonist, Dihydropyridin, Handelspräparate z.B. Adalat, Nifedipin.

Eigenschaften & Wirkungen	

Tageshöchstdosis	120 mg
Gefährliche Dosis	siehe Text
Orale Verfügbarkeit	< 60 %
Wirkungseintritt nach	20 min
Wirkdauer	7 – 8 h
Eliminationshalbwertszeit	3 – 4 h
Plasmapeak nach	20 – 120 min
Plasmabindung	> 90 %
Verteilungsvolumen	0,6 – 2,2 l/kg
Ausscheidung über die Niere	gering, > 85 % metabolisiert
Ausscheidung über den Darm	15 % in 4 Tagen
Enterohepatischer Kreislauf	keine Daten
Wirksame Metabolite	keine

Geringe therapeutische Breite. Die Medikation ist in Schwangerschaft und Stillzeit kontraindiziert.

Klinik	*Atemtrakt:* (Lungenödem). *Herz, Kreislauf:* Hypotonie, Tachykardie (Bradykardie), AV-Block. *Nervensystem:* Bewußtseinseintrübung.

Labor/ Diagnose	Blutkonzentration

therapeutisch	< 0,025 mg/l
toxisch	> 0,1 mg/l
gefährlich	> 3,5 mg/l

Blutzuckerbestimmung.

Therapie	Allgemeine therapeutische Maßnahmen: Primäre Giftentfernung(kein Erbrechen), rezidivierend Kohle und Diarrhoe. Keine forcierte Diurese wegen Lungenödemgefahr. Eventuell passagerer Herzschrittmacher. Spezielle medikamentöse Therapie: Calciumglukonat 10 % 0,2 – 0,5 ml/kg in 10 min i.v., ggf. wiederholen. In Einzelfällen war die Gabe von zusätzlich Glucagon wirksam. Extrakorporale Verfahren: Nicht sinnvoll.

Chronische Schäden	Nach akuter Intoxikation keine. Bei Dauergebrauch Leberschädigung.

Vorkommen. Verwendung. Wirksame Bestandteile	Tranquillans, Hypnotikum, Benzodiazepin, Handelspräparate z.B. Imeson, Mogadan.

Eigenschaften & Wirkungen	Tageshöchstdosis	60 mg
	Gefährliche Dosis	siehe Text
	Orale Verfügbarkeit	60 – 100 %
	Wirkungseintritt nach	20 Minuten
	Wirkdauer	4 – 8 h
	Eliminationshalbwertszeit	20 – 30 h, im Alter erhöht
	Plasmapeak nach	0,5 – 2 h
	Plasmabindung	> 85 %
	Verteilungsvolumen	2,4 – 4,8 l/kg
	Ausscheidung über die Niere	< 1 %
	Ausscheidung über den Darm	20 %
	Enterohepatischer Kreislauf	keine Daten
	Wirksame Metabolite	keine

Reine Nitrazepamvergiftungen bieten keine großen Komplikationen, aber in Einzelfällen ab 150 mg sind schwere Vergiftungen beschrieben. Kumulation im Körper. Die Medikation ist in der Schwangerschaft und in der Stillzeit kontraindiziert.

Klinik	*Auge:* Miosis. *Herz, Kreislauf:* Hypotonie. *Nervensystem:* Bewußtseinseintrübung, Atemdepression.

N

Labor/ Diagnose	Blutkonzentration	
	therapeutisch	< 0,1 mg/l
	toxisch	> 0,2 mg/l
	gefährlich	> 5 mg/l

Die Schwere der Erkrankung muß nicht mit der Konzentration im Blut korrelieren.
Schnelltest auf Benzodiazepine im Urin. Einmalig 0,2 mg Flumazenil iv.

Therapie	Allgemeine therapeutische Maßnahmen: Primäre Giftentfernung, rezidivierend Kohle und Diarrhoe. Spezielle medikamentöse Therapie: Flumazenil kann wegen kurzer Wirkzeit zur kurzfristigen Überbrückung einer Atemdepression sinnvoll sein. Extrakorporale Verfahren: Nicht sinnvoll.

Chronische Schäden	Nach akuter Intoxikation keine. Bei Dauergebrauch Abhängigkeit mit Entzugssyndrom.

Vorkommen. Verwendung. Wirksame Bestandteile	Appetitzügler, Psychostimulans, Sympathomimetikum, als Metabolit von Catha edulis in Afrika häufig verwendet. Handelspräparate z. B. Antiadipositum X-112, Mirapront N.

Eigenschaften & Wirkungen	Tageshöchstdosis	150 mg
	Gefährliche Dosis	20 mg/kg
	Orale Verfügbarkeit	keine Daten
	Wirkungseintritt nach	0,5 – 2 h
	Wirkdauer	< 96 h
	Eliminationshalbwertszeit	3 – 7 h
	Plasmapeak nach	1,5 – 3 h
	Plasmabindung	keine Daten
	Verteilungsvolumen	3 – 5 l/kg
	Ausscheidung über die Niere	> 55 %, ph-Wert abhängig
	Ausscheidung über den Darm	keine Daten
	Enterohepatischer Kreislauf	keine Daten
	Wirksame Metabolite	keine Daten
	Die Medikation ist in der Schwangerschaft kontraindiziert.	

Klinik	*Atemtrakt:* ARDS. *Herz, Kreislauf:* Tachykardie (Bradykardie), Arrhythmie, Hypertonie. *Andere innere Organe:* Nierenversagen durch Rhabdomyolyse. *Nervensystem:* Tremor, Verwirrtheit, Delirieren, Agitiertheit, Bewußtseineintrübung.

Labor/ Diagnose	Blutkonzentration	
	therapeutisch	< 0,04 mg/l
	toxisch	> 0,2 mg/l
	gefährlich	> 1 mg/l
	CK-Wert-Kontrolle.	

Therapie	Allgemeine therapeutische Maßnahmen: Primäre Giftentfernung bei Erreichen der gefährlichen Dosis. Spezielle medikamentöse Therapie: Bei starker Agitation sedieren. Bei hypertensiver Krise Natriumnitroprussid 0,0005 – 0,01 mg/kg und Stunde. Extrakorporale Verfahren: Hämodialyse nach Ausschöpfen der primären Maßnahmen bei bedrohlicher Vergiftung oder bei bedrohlicher CK-Wert-Erhöhung.

Chronische Schäden	Nach akuter Intoxikation keine. Bei Dauergebrauch Abhängigkeit mit Entzugssyndrom.

Vorkommen. **Verwendung.** **Wirksame** **Bestandteile**	Trizyklisches Antidepressivum, Handelspräparat z. B. Insidon.

Eigenschaften **& Wirkungen**	Tageshöchstdosis	300 mg
	Erste Symptome ab	10 mg/kg
	Orale Verfügbarkeit	keine Daten
	Wirkungseintritt nach	1–2 h
	Wirkdauer	< 24 h
	Eliminationshalbwertszeit	6–23 h
	Plasmapeak nach	3 h
	Plasmabindung	> 90%
	Verteilungsvolumen	10 l/kg
	Ausscheidung über die Niere	10%, 60% metabolisiert
	Ausscheidung über den Darm	30% metabolisiert
	Enterohepatischer Kreislauf	keine Daten
	Wirksame Metabolite	Deshydroxyethylopipramol
	Ist nach den jetzigen Erfahrungen nicht so toxisch wie die anderen trizyklischen Antidepressiva. Die Medikation ist in Schwangerschaft und Stillzeit nicht zu empfehlen.	

Klinik	*Herz, Kreislauf:* Hypotonie, Tachykardie. *Nervensystem:* Agitiertheit, Bewußtseinseintrübung, (Krampfanfall).

Labor/ **Diagnose**	Blutkonzentration	
	therapeutisch	< 0,2 mg/l
	toxisch	> 0,5 mg/l
	gefährlich	> 7 mg/l
	Typisches anticholinerges Syndrom.	

O

Therapie	Allgemeine therapeutische Maßnahmen: Primäre Giftentfernung, rezidivierend Kohle und Diarrhoe. 24 h Monitoring. Spezielle medikamentöse Therapie: Bei bedrohlicher Symptomatik Physostigmin langsam 2 mg iv., ggf. wiederholen, in Extremfällen als Dauerinfusion mit 2 mg/h. Natriumbicarbonat P_H 7,46–7,55 anstreben. Extrakorporale Verfahren: Nicht sinnvoll.

Chronische **Schäden**	Nicht zu erwarten.

Vorkommen. Verwendung. Wirksame Bestandteile	Tranquillans, Benzodiazepin, Handelspräparate z.B. Adumbran, Praxiten.

Eigenschaften & Wirkungen	Tageshöchstdosis	120 mg
	Gefährliche Dosis	siehe Text
	Orale Verfügbarkeit	> 90 %
	Wirkungseintritt nach	30 min
	Wirkdauer	> 24 h bei Überdosierung
	Eliminationshalbwertszeit	6–20 h
	Plasmapeak nach	2–4 h
	Plasmabindung	> 90 %
	Verteilungsvolumen	0,6–2 l/kg
	Ausscheidung über die Niere	< 2 %
	Ausscheidung über den Darm	< 10 %
	Enterohepatischer Kreislauf	besteht nicht
	Wirksame Metabolite	keine

Im Gegensatz zur vorherrschenden Ansicht mehrere Fallberichte von Atemstillstand bei einer Dosierung von 6–12 mg/kg berichtet. Die Medikation ist in der Schwangerschaft nicht zu empfehlen und in der Stillzeit kontraindiziert. Im Alter können sich die Halbwertszeiten verdreifachen.

Klinik	*Magen, Darm:* Erbrechen. *Herz, Kreislaufsystem:* Hypotonie, Tachykardie, (Bradykardie). *Nervensystem:* Bewußtseineintrübung, Atemdepression, aber auch paradoxe Reaktion mit Agitiertheit.

Labor/ Diagnose	Blutkonzentration	
	therapeutisch	< 0,4 mg/l
	toxisch	> 2 mg/l
	gefährlich	> 3 mg/l

Die Schwere der Erkrankung muß nicht mit der Konzentration im Blut korrelieren.
Schnelltest auf Benzodiazepine im Urin. Einmalig 0,2 mg Flumazenil iv.

Therapie	Allgemeine therapeutische Maßnahmen: Auf Grund der schnellen Wirkung kein Erbrechen, bei schweren Vergiftungen Magenspülung, rezidivierend Kohle und Diarrhoe.
	Spezielle medikamentöse Therapie: Theoretisch Flumazenil, spielt aber wegen der langen Wirkdauer bei Überdosierungen in der Praxis keine Rolle.
	Extrakorporale Verfahren: Nicht sinnvoll.

Chronische Schäden	Nach akuter Intoxikation keine. Bei Dauergebrauch Abhängigkeit mit Entzugssyndrom, auch bei Neugeborenen dauertherapierter Mütter.

Vorkommen. Verwendung. Wirksame Bestandteile	Insektizides Alkylphosphat, Handelspräparate z.B. Dipterex MR, Metasystox R.
Eigenschaften & Wirkungen	Farblose bis blass-gelbe, ölige Flüssigkeit; die Handelspräparate können eine blaue Warnfarbe haben und enthalten evtl. ein Emetikum. Löslich in Wasser und in gebräuchlichsten Lösemitteln. Die Zersetzung des Wirkstoffes erfolgt im sauren und neutralen Medium langsam, im alkalischen dagegen rasch. Schnelle Resorption nach oraler, dermaler und inhalativer Aufnahme. Sehr schnelle Verteilung über alle Organe und Gewebe. Sehr rasche, fast ausschließlich renale Elimination. Acetylcholinesterase-Hemmer. Lebensbedrohliche Vergiftungen ab 100 mg / kg KG; d.h. schon 25 ml des Originalkonzentrats können zu schweren Vergiftungen führen. Versehentliche Vergiftungen beim Arbeiten mit Anwendungskonzentrationen können durch Kontakt mit dem Spritznebel-Aerosol stattfinden.
Klinik	*Atemtrakt:* Bronchiale Hypersekretion und Hypersalivation. *Auge:* Miosis, Mydriasis. *Magen, Darm:* Übelkeit, Erbrechen, Bauchschmerzen, Durchfall. *Herz, Kreislauf:* Bradykardie, Tachykardie, Herz-, Kreislaufdepression. *Nervensystem:* Muskelfaszikulation, Schwindel, Fieber, Bewußtseinseintrübung, Atemdepression, Krampfanfälle. Kopf- und Gliederschmerzen.
Labor/ Diagnose	Blutkonzentration gefährlich 1 mg/l Handelspräparate mit unangenehmem, knoblauchartigem Geruch, CHE-Wert-Erniedrigung.
Therapie	Allgemeine therapeutische Maßnahmen: Ausgiebige Magenspülung. Wenn keine Magen-Darmatonie vorhanden, Kohle und Diarrhoe rezidivierend. Bei Darmatonie 30 g Kohle, spätestens nach 12 Stunden wieder aus dem Magen spülen. Spezielle medikamentöse Therapie: Atropin nach Bronchialsekretion 1 – 2 mg pro Stunde als Dauerinfusion. Bei bedrohlicher Bradykardie Schrittmacher. Obidoxim initial 1 Ampulle iv. Bei deutlicher Besserung der Symptomatik im 2-Stunden-Abstand bis zweimal wiederholbar. Extrakorporale Verfahren: Frühzeitige Hämoperfusion ab Blutkonzentration von 1 mg/l. Bei schweren Vergiftungen auch ohne Kenntnis der Blutkonzentration. Viele Probleme der Therapie ergeben sich aus ungenügender Magenspülung und zu hoher Atropingabe.
Chronische Schäden	Unspezifische ZNS-Schäden werden diskutiert. Periphere Neuropathie.

O

Vorkommen. Verwendung. Wirksame Bestandteile	Analgetikum, Antipyretikum, Handelspräparate z.B. ben-u-ron, Lonarid, Treupel.

Eigenschaften & Wirkungen		
	Tageshöchstdosis	4000 mg
	Gefährliche Dosis	150 mg/kg
	Orale Verfügbarkeit	75 – 100 %
	Wirkungseintritt nach	30 min
	Wirkdauer	4 h
	Eliminationshalbwertszeit	1 – 4 h
	Plasmapeak nach	0,5 – 2 h
	Plasmabindung	5 – 20 %, 40 % bei Überdosierung
	Verteilungsvolumen	1 l/kg
	Ausscheidung über die Niere	< 5 %
	Ausscheidung über den Darm	< 1 %
	Enterohepatischer Kreislauf	< 1 %
	Wirksame Metabolite	keine

An der initialen Symptomatik sind leichte und schwere Vergiftungen nicht zu Unterscheiden. Übergang in Plazenta und Muttermilch.

Klinik	*Magen, Darm:* Übelkeit, Erbrechen, Bauchschmerz, Schwindel. Mit einer Latenzzeit von 24 – 48 h Leberschädigung, (Laborwerte erreichen ein Maximum nach 3 – 4 Tagen) mit Leberausfallskoma.

Labor/ Diagnose	Blutspiegel siehe Nomogramm. Leberwerte. AT III-Spiegel.

Therapie	Allgemeine therapeutische Maßnahmen: Primäre Giftentfernung.

Spezielle medikamentöse Therapie: i.v. Gabe von n-Acetylcystein nach folgendem Schema:

n- Acetylcystein mg/kg in 5%ige Glukose über Stunden

150	200 ml	1
50	500 ml	4
100	1000 ml	16

Wenn die Vergiftung länger als 12 h zurückliegt, zusätzlich iv. Gabe von Silibinin 40 mg/kg in 24 h bis zur Normalisierung der Leberparameter. Hierzu liegen allerdings keine beweisenden Studien vor.

Extrakorporale Verfahren: Hämoperfusion nur in Extremfällen. Bei Mischintoxikationen mit Carbamazepin ist die Indikation zur HP großzügig zu stellen. N-Acetylcystein nach der Kartusche einlaufen lassen. Die Gabe von Silibinin ist ebenfalls großzügig zu stellen.

Chronische Schäden	Nach akuter Intoxikation keine. Bei Dauergebrauch Leber- und Nierenschädigung.

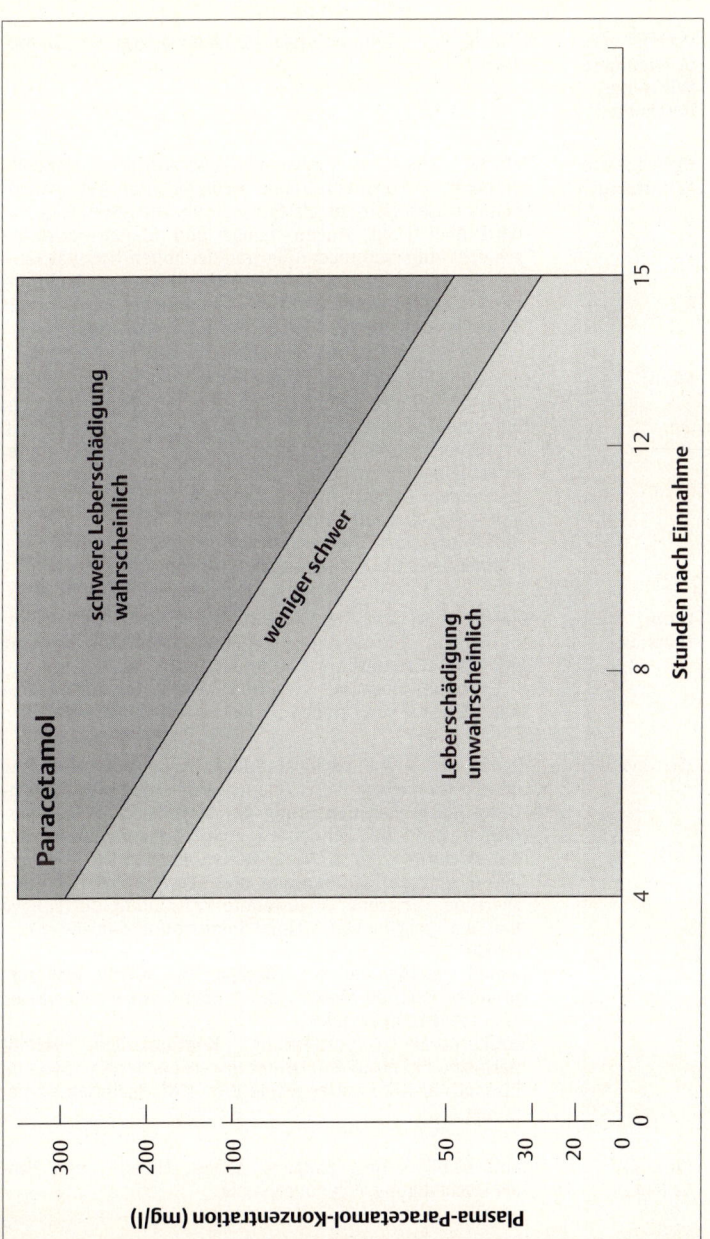

P

Vorkommen. Verwendung. Wirksame Bestandteile	Herbizid, Bipyridyliumderivat, Handelspräparat z.B. Gramoxone.
Eigenschaften & Wirkungen	Farblose, kristalline Substanz, wasserlöslich. Handelspräparate in Form von braunen Flüssigkeiten mit unangenehmem Geruch oder als Pulver. Konzentriertes Paraquat wird über Haut, Augen, Lunge und Magen-Darmtrakt schlecht aufgenommen. Aufgrund der hohen Toxizität kann es aber trotzdem bei längerer Verweildauer zu bedrohlichen Vergiftungen kommen. Gefährliche, orale Dosis 30 mg/kg, das sind ca. 20 ml einer 10%igen Lösung.
Klinik	*Haut, Schleimhaut:* Durch Konzentrate Verätzungen, die erst nach 2–3 Tagen offensichtlich werden. *Augen:* Schlecht heilende Reizungen, Verätzungen. *Magen, Darm:* Übelkeit, Erbrechen (durch zugesetzte Emetika), Durchfall. *Atemtrakt:* Lungenödem, Lungenfibrose nach 3–14 Tagen. *Andere innere Organe:* Akutes Nierenversagen nach 1–4 Tagen. *Herz, Kreislauf:* Herzrhythmusstörungen, Herz-Kreislauf-Depression. *Nervensystem:* Bewußtseinseintrübung, Atemdepression, Krampfanfälle.
Labor/ Diagnose	Schnelltest im Urin: Mit NaOH alkalisieren (pH > 8) Natriumdithionit (1 Messerspitze) zugeben. Blau- Violettfärbung des Urins (Grünfärbung bei Diquat). Nachweisgrenze 1 mg/l Urin. Bei negativer Reaktion immer Chemikalientest durch Zugabe von Paraquat.
Therapie	Allgemeine therapeutische Maßnahmen: Besonderes wichtig ist die ausgiebige konsequente Entleerung des Magen-Darmtraktes. Um den Erfolg der Magenspülung zu überprüfen, kann der Schnelltest auch mit dem Spülwasser durchgeführt werden. Wiederholte Gabe von Kohle (ist genauso wirksam wie Bentonit und besser aplizierbar) und Diarrhoe. Die früher angewandte Bestrahlung der Lungen hat sich nicht bewährt. Hohe Sauerstoffpartialdrücke vermeiden! Spezielle medikamentöse Therapie: Es wurde viel ausprobiert, doch der Beweis des Nutzens der verschiedenen Therapeutika blieb aus. Extrakorporale Giftentfernung: Kontinuierliche Hämoperfusion bei positivem Urinnachweis bis der Nachweis im Plasma negativ ist. Der Erfolg dieser Maßnahmen ist begrenzt.
Chronische Schäden	Hautsensibilisierung, Lungen-, Leber-, Nieren-, und Pankreasschädigung, Polyneuropathie.

Parathion

Vorkommen. Verwendung. Wirksame Bestandteile

Insektizid, Alkylphosphat, Handelspräparate z. B. E 605 forte, Folidol Öl, Eftol Öl.

Eigenschaften & Wirkungen

Gelbliche Flüssigkeit (Handelspräparate mit blauer Warnfarbe), knoblaucharschartiger Geruch. Schlecht wasserlöslich. Geruchsschwelle 0,04 ppm. Konzentriertes Parathion wird über Haut, Augen, Lunge und Magen-Darmtrakt gut aufgenommen.
Gefährliche Dosis beim Erwachsenen oral: 1 mg/kg das ist weniger als 1 ml E 605 forte. Metabolisierung zum eigentlich wirksamen Paraoxon, Hemmung von Acetylcholin.

Klinik

Magen, Darm: Übelkeit, Erbrechen, Durchfall, Hypersalivation, *Herz, Kreislauf:* Herzrhythmusstörungen, Herz-Kreislauf-Depression. *Nervensystem:* Muskelfaszikulation, Bewußtseinseintrübung, Krampfanfälle, Atemdepression. Die Symptomatik kann durch hohe Atropingabe überlagert sein. Die CHE- Werte können lange Zeit erniedrigt sein.

Labor/ Diagnose

Erniedrigung der Cholinesterase-Werte (CHE). Gefährliche Blutkonzentration: 0,2 mg Ethylparathion/l.

Therapie

Besonders wichtig ist die ausgiebige konsequente Entleerung des Magen - Darmtraktes, die sich bei initial hohen Atropingaben schwierig gestalten kann, dann Darmstimulierung mit Ceruletid, kein Prostigmin! Atropin nach Bronchialsekretion 0,5 – 1 mg/Stunde. Obidoxim 1 Ampulle iv. Bei gutem Ansprechen in 6 – 12 h Intervallen bis maximall 48 h sinnvoll.
Extrakorporale Verfahren: Hämoperfusion (DHP 1 Salvia). Nach Ausschöpfen der primären Maßnahmen bei bedrohlichen Vergiftungen oder ab Erreichen der gefährlichen Blutkonzentration von 0,2 mg Ethylparathion/l.

P

Chronische Schäden

Hautsensibilisierung, Leber-, Nieren-, und Pankreasschädigung, Polyneuropathie. Unspezifische ZNS-Schäden wurden diskutiert.

Vorkommen. Verwendung. Wirksame Bestandteile	Hypnotikum, Barbiturat, Handelspräparate z.B. Medinox Mono, Norkotral N. Weitere Bezeichnungen: Pentobarbitone.

Eigenschaften & Wirkungen		
	Tageshöchstdosis	400 mg
	Gefährliche Dosis	15 mg/kg
	Orale Verfügbarkeit	95 %
	Wirkungseintritt nach	30 – 60 min
	Wirkdauer	20 h
	Eliminationshalbwertszeit	15 – 48 h, biphasisch
	Plasmapeak nach	0,5 – 2 h
	Plasmabindung	45 – 70 %
	Verteilungsvolumen	0,5 – 1 l/kg
	Ausscheidung über die Niere	< 10 %
	Ausscheidung über den Darm	keine Daten
	Enterohepatischer Kreislauf	keine Daten
	Wirksame Metabolite	Hydroxypentobarbital

Geringer therapeutischer Bereich. Die Medikation ist in der Schwangerschaft kontraindiziert und in der Stillzeit nicht zu empfehlen, kann bei Neugeborenen zur Entzugssymptomatik führen.

Klinik	*Haut:* „Barbituratblasen". *Andere innere Organe:* Nierenversagen durch Rhabdomyolyse. *Herz, Kreislauf:* Herz-Kreislauf-Depression. *Nervensystem:* Bewußtseinstrübung, Arreflexie, Atemdepression.

Labor/ Diagnose		
	Blutkonzentration	
	therapeutisch	< 10 mg/l
	toxisch	> 10 mg/l
	gefährlich	5 – 170 mg/l

Die Schwere der Erkrankung muß nicht mit der Konzentration im Blut korrelieren.
Schnelltest auf Barbiturate im Urin. CK-Wert-Bestimmung.

Therapie	Allgemeine therapeutische Maßnahmen: Auf Grund der schnellen Wirkung kein Erbrechen, sondern primäre Giftentfernung durch Magenspülung, rezidivierend Kohle und Diarrhoe. Spezielle medikamentöse Therapie: Keine, symptomatisch. Extrakorporale Verfahren: Hämoperfusion nach Ausschöpfen der primären Maßnahmen bei bedrohlichen Vergiftungen oder ab einer Blutkonzentration von 40 mg/l.

Chronische Schäden	Bei einmaliger Überdosierung nicht zu erwarten, bei Dauermedikation Leberschädigung.

Vorkommen. Verwendung. Wirksame Bestandteile	Phenothiazin, Neuroleptikum, Handelspräparat z. B. Taxilan.

Eigenschaften & Wirkungen	Tageshöchstdosis	800 mg
	Gefährliche Dosis	15 mg/kg
	Orale Verfügbarkeit	< 5 %
	Wirkungseintritt nach	0,5 – 1 h
	Wirkdauer	< 24 h
	Eliminationshalbwertszeit	6 – 18 h
	Plasmapeak nach	1 – 4 h
	Plasmabindung	96 %
	Verteilungsvolumen	20 – 30 l/kg
	Ausscheidung über die Niere	17 %
	Ausscheidung über den Darm	keine Daten
	Enterohepatischer Kreislauf	besteht nicht
	Wirksame Metabolite	keine Daten

Geringe therapeutische Breite, schwere Vergiftungen können schon im therapeutischen Bereich auftreten. Die Phenothiazine werden mit dem plötzlichen Kindstod in Verbindung gebracht (Synkopen, Krampfanfall).

Klinik	*Magen, Darm:* Erbrechen. *Herz, Kreislauf:* Tachykardie, Hypotonie, Hypertonie. *Nervensystem:* (Agitiertheit), Bewußtseinseintrübung, Krampfanfälle, Atemdepression, malignes neuroleptisches Syndrom.

Labor/ Diagnose	Blutkonzentration	
	therapeutisch	< 0,35 mg/l
	toxisch	> 0,5 mg/l
	gefährlich	keine Daten

P

Therapie	Allgemeine therapeutische Maßnahmen: Erbrechen ist wegen des antiemetischen Effekts zweifelhaft. Magenspülung, Kohle und Diarrhoe rezidivierend. Spezielle medikamentöse Therapie: Bei bedrohlicher Symptomatik Physostigmin langsam 2 mg iv., ggf. wiederholen, in Extremfällen als Dauerinfusion mit 2 mg/h. Bei extrapyramidaler Symptomatik Biperiden bis 5 mg langsam iv. Extrakorporale Verfahren: Nicht sinnvoll.

Chronische Schäden	Nach akuter Intoxikation keine. Bei Dauergebrauch Parkinsonismus, Leberschädigung.

Vorkommen. Verwendung. Wirksame Bestandteile	Phenothiazin, Neuroleptikum, Handelspräparate z. B. Decentan.

Eigenschaften & Wirkungen	Tageshöchstdosis	60 mg
	Erste Symptome ab	20 mg/kg
	Orale Verfügbarkeit	20 %
	Wirkungseintritt nach	10 min
	Wirkdauer	6 h
	Eliminationshalbwertszeit	8 – 12 h
	Plasmapeak nach	1 – 4 h
	Plasmabindung	90 %
	Verteilungsvolumen	10 – 34 l/kg
	Ausscheidung über die Niere	< 2 %
	Ausscheidung über den Darm	keine Daten
	Enterohepatischer Kreislauf	keine Daten
	Wirksame Metabolite	keine Daten

Relativ große therapeutische Breite. Vergiftungen treten ab 1 g auf. Die Phenothiazine werden mit dem plötzlichen Kindstod in Verbindung gebracht (Synkopen, Krampfanfall).

Klinik	*Herz, Kreislauf:* Tachykardie, Hypotonie. *Nervensystem:* (Agitiertheit), Bewußtseinseintrübung, Krampfanfälle, Atemdepression, malignes neuroleptisches Syndrom, Parkinsonismus.

Labor/ Diagnose	Blutkonzentration	
	therapeutisch	< 0,002 mg/l
	toxisch	> 1 mg/l
	gefährlich	Keine Daten

Therapie	Allgemeine therapeutische Maßnahmen: Erbrechen ist wegen des antiemetischen Effekts zweifelhaft. Bei entsprechender Klinik Magenspülung, Kohle und Diarrhoe rezidivierend. Spezielle medikamentöse Therapie: Bei extrapyramidaler Symptomatik Biperiden bis 5 mg langsam iv. Extrakorporale Verfahren: Nicht sinnvoll.

Chronische Schäden	Nach akuter Intoxikation keine. Bei Dauergebrauch Parkinsonismus, Leberschädigung.

Vorkommen. Verwendung. Wirksame Bestandteile	Analgetikum, Antipyretikum. Handelspräparate z.B. Eu-Med mono, Migräne-Kranit mono, Antipyrin.

Eigenschaften & Wirkungen	Tageshöchstdosis	4000 mg
	Gefährliche Dosis	siehe Text
	Orale Verfügbarkeit	> 95 %
	Wirkungseintritt nach	10 – 60 min
	Wirkdauer	keine Daten
	Eliminationshalbwertszeit	11 – 12 h
	Plasmapeak nach	0,5 – 2 h
	Plasmabindung	< 10 %
	Verteilungsvolumen	0,5 l/kg
	Ausscheidung über die Niere	3 %
	Ausscheidung über den Darm	keine Daten
	Enterohepatischer Kreislauf	keine Daten
	Wirksame Metabolite	keine

Die Gefahr von Phenazon besteht weniger in Überdosierungen, als in Überempfindlichkeitsreaktionen und Schäden bei Dauermedikation. Phenazon geht in Muttermilch und Plazenta über und ist im letzten Trimenon kontraindiziert.

Klinik	*Haut:* Ausschlag. *Herz-, Kreislauf:* Herzstillstand. *Nervensystem:* Tremor, Bewußtseinseintrübung, Krampfanfälle.

Labor/ Diagnose	Blutkonzentration	
	therapeutisch	< 10 mg/l
	toxisch	> 50 mg/l
	gefährlich	keine Daten

Gelegentlich kann eine Rotfärbung des Urins beobachtet werden.

P

Therapie	Allgemeine therapeutische Maßnahmen: Primäre Giftentfernung. Spezielle medikamentöse Therapie: Keine, symptomatisch. Extrakorporale Verfahren: Nicht sinnvoll.

Chronische Schäden	Nach akuter Intoxikation keine. Bei Dauergebrauch Leber-, Nierenschädigung, Blutbildveränderung.

Vorkommen. Verwendung. Wirksame Bestandteile	Antiepileptikum, Hypnotikum, Barbiturat, Handelspräparat z. B. Luminal.

Eigenschaften & Wirkungen		
	Tageshöchstdosis	10 mg/kg
	Gefährliche Dosis	30 mg/kg
	Orale Verfügbarkeit	> 80 %
	Wirkungseintritt nach	0,5 – 1 Stunde
	Wirkdauer	Tage
	Eliminationshalbwertszeit	2 – 4 d, 7 d bei Überdosierung
	Plasmapeak nach	8 – 18 h
	Plasmabindung	40 – 60 %
	Verteilungsvolumen	0,6 – 0,9 l/kg
	Ausscheidung über die Niere	25 %
	Ausscheidung über den Darm	keine Daten
	Enterohepatischer Kreislauf	keine Daten
	Wirksame Metabolite	keine

Geringe therapeutische Breite. Die Medikation ist in Schwangerschaft und Stillzeit nicht zu empfehlen.

Klinik	*Haut:* „Barbituratblasen". *Herz, Kreislauf:* Depression. *Andere innere Organe:* Nierenversagen durch Rhabdomyolyse. *Nervensystem:* Bewußtseinseintrübung, Atemdepression.

Labor/ Diagnose		
	Blutkonzentration	
	therapeutisch	< 40 mg/l
	toxisch	> 40 mg/l
	gefährlich	> 80 mg/l

Schnelltest auf Barbiturate im Urin. CK-Wert-Bestimmung.

Therapie	Wegen des schnellen Wirkungseintritts kein Erbrechen. Bei Mengen > = 15 mg/kg primäre Giftentfernung und Kohle und Diarrhoe rezidivierend. Spezielle medikamentöse Therapie: Keine, symptomatisch. Extrakorporale Verfahren: Hämoperfusion nach Ausschöpfen der primären Maßnahmen bei bedrohlichen Vergiftungen oder ab einem Plasmaspiegelwert von 80 mg/l.

Chronische Schäden	Bei einmaliger Überdosierung nicht zu erwarten, bei Dauermedikation Leberschädigung.

Vorkommen. Verwendung. Wirksame Bestandteile	Antiepileptikum, Antiarrhythmikum, Handelspräparate z.B. Phenhydan, Zentropil.

Eigenschaften & Wirkungen

Tageshöchstdosis	1000 mg
Erste Symptome ab	20 mg/kg
Orale Verfügbarkeit	< 90 %
Wirkungseintritt nach	0,5 – 1 h, auch verzögert bei Überdosierung
Wirkdauer	Tage
Eliminationshalbwertszeit	6 – 30 h, Tage bei Überdosierung
Plasmapeak nach	4 – 12 h
Plasmabindung	> 90 %
Verteilungsvolumen	0,6 l/kg
Ausscheidung über die Niere	< 4 %
Ausscheidung über den Darm	keine
Enterohepatischer Kreislauf	besteht
Wirksame Metabolite	keine

Die Medikation ist in Schwangerschaft und Stillzeit nicht zu empfehlen.

Klinik

Augen: Mydriasis, Doppelbilder, Nystagmus. *Herz, Kreislauf:* Hypotonie. *Nervensystem:* Ataxie, Bewußtseinseintrübung, Atemdepression.

Labor/ Diagnose

Blutkonzentration	
therapeutisch	< 20 mg/l
toxisch	> 20 mg/l
gefährlich	> 50 mg/l

P

Therapie

Allgemeine therapeutische Maßnahmen: Primäre Giftentfernung, rezidivierend Kohle und Diarrhoe.
Spezielle medikamentöse Therapie: Keine, symptomatisch.
Extrakorporale Verfahren: Hämoperfusion nach Ausschöpfen der primären Maßnahmen bei bedrohlichen Vergiftungen oder ab 50 mg Phenytoin/l Blut.

Chronische Schäden

Nach akuter Intoxikation keine. Bei Dauergebrauch Leberschädigung.

Vorkommen. Verwendung. Wirksame Bestandteile	Als Rhodentizid in Form seiner Salze Aluminiumphosphid, Zinkphosphid, Magnesiumphosphid, Handelspräparate z.B. Detia Wühlmauskiller, Polytanol.
Eigenschaften & Wirkungen	Die Salze entwickeln mit Feuchtigkeit ein farbloses, leicht entzündbares Gas mit carbid-, knoblauch- oder fisch-ähnlichem Geruch. Geruchsschwelle $1-4\,mg/m^3$. Gefährliche Dosis bei oraler Aufnahme: Ab $10\,mg/kg$, Inhalativ: Ab $300\,mg/m3$ über 0,5 Stunden.
Klinik	Mit Latenzzeiten bis zu mehreren Stunden: *Magen, Darm:* Übelkeit, Erbrechen, Magenkrämpfe. *Andere innere Organe:* Dyspnoe, Lungenödem. *Herz, Kreislauf:* Depression. *Nervensystem:* Kopf- und Gliederschmerzen, Bewußtseinstrübung Atemdepression, Krampfanfälle.
Labor/ Diagnose	Geruch nach Karbid, Knoblauch oder Fisch. Dräger- oder Auerröhrchen.
Therapie	Allgemeine therapeutische Maßnahmen: Gründliche Entleerung des Magen-Darmtraktes. Spezielle medikamentöse Therapie: Auch bei oraler Einnahme Lungenödemprophylaxe mit Dexamethason-Dosieraerosol initial $1-2$ Hub, dann alle $5-10$ Minuten 1 Hub bis zur Leerung der Packung. Hirnödemprophylaxe mit Dexamethason und Intensivüberwachung. Extrakorporale Verfahren: Nicht sinnvoll.
Chronische Schäden	Leber- und Nierenschäden.

Vorkommen. Verwendung. Wirksame Bestandteile	Phenothiazin, Neuroleptikum, Antiemetikum, Antihistaminikum, Handelspräparate z.B. Atosil, Eusedon.

Eigenschaften & Wirkungen	Tageshöchstdosis	150 mg
	Gefährliche Dosis	15 mg/kg
	Orale Verfügbarkeit	25 %
	Wirkungseintritt nach	0,5 – 2 h
	Wirkdauer	< 24 h
	Eliminationshalbwertszeit	5 – 14 h
	Plasmapeak nach	2 – 3 h
	Plasmabindung	> 90 %
	Verteilungsvolumen	2 – 3 l/kg
	Ausscheidung über die Niere	< 1 %
	Ausscheidung über den Darm	keine Daten
	Enterohepatischer Kreislauf	besteht
	Wirksame Metabolite	keine

Die Phenothiazine werden mit dem plötzlichen Kindstod in Verbindung gebracht (Synkopen, Krampfanfall).

Klinik	*Magen, Darm:* Erbrechen. *Herz, Kreislauf:* Tachykardie, Hypotonie. *Nervensystem:* Agitiertheit, (Halluzinationen), Bewußtseinseintrübung, (Krampfanfälle), malignes neuroleptisches Syndrom.

Labor/ Diagnose	Blutkonzentration	
	therapeutisch	< 0,04 mg/l
	toxisch	> 0,05 mg/l
	gefährlich	> 0,15 mg/l

P

Therapie	Allgemeine therapeutische Maßnahmen: Erbrechen ist wegen des antiemetischen Effekts zweifelhaft. Bei entsprechender Klinik oder Erreichen der gefährlichen Dosis Magenspülung, Kohle und Diarrhoe rezidivierend. Spezielle medikamentöse Therapie: Bei bedrohlicher Symptomatik Physostigmin langsam 2 mg iv., ggf. wiederholen, in Extremfällen als Dauerinfusion mit 2 mg/h. Bei extrapyramidaler Symptomatik Biperiden bis 5 mg langsam iv. Extrakorporale Verfahren: Nicht sinnvoll.

Chronische Schäden	Nach akuter Intoxikation keine. Bei Dauergebrauch Parkinsonismus, Leberschädigung.

Vorkommen Verwendung Wirksame Bestandteile	Insektizides Carbamat, Handelspräparate z.B. Blattanex, Unden.
Eigenschaften & Wirkungen	Farblose, kristalline Substanz mit phenolartigem Geruch, schlecht wasserlöslich. Die Handelspräparate können eine blaue Warnfarbe enthalten. Gute und schnelle Resorption über den Magen-Darmtrakt, Haut (bei organischen Lösungsvermittlern) und Lunge. Die Hemmung der Cholinesterase ist nur kurzfristig und diagnostisch ohne Belang. Erste Symptome werden ab 0,36 mg/kg Körpergewicht gesehen. Schwere Vergiftungen ab 50 mg/kg, das entspricht z.B. 15 ml Unden flüssig.
Klinik	*Magen, Darm:* Übelkeit, Erbrechen, Bauchschmerz, Durchfall, Hypersekretion. *Herz, Kreislauf:* Hypotonie, Bradykardie. *Nervensystem:* Schwindel, Bewußtseinseintrübung, Atemdepression, tonisch-klonische Krämpfe.
Labor/ Diagnose	CHE-Wert-Erniedrigung ist nur kurzfristig und deshalb zur Diagnose nicht geeignet.
Therapie	Allgemeine therapeutische Maßnahmen: Bei oraler Aufnahme gründliche Magenspülung > 60 l. Wenn keine Magen-Darmatonie besteht, Kohle und Diarrhoe rezidivierend. Bei relevanter Bradykardie Schrittmacher. Spezielle medikamentöse Therapie: Kein Obidoxim. Atropin initial 10–15 mg, dann in der Klinik 0,5–2 mg/h nach Bronchialsekretion. Je weniger um so besser. Extrakorporale Verfahren: Nicht sinnvoll.
Chronische Schäden	Nach einmaliger Überdosierung keine, bei Dauerbelastung Blutbildveränderung.

Vorkommen **Verwendung** **Wirksame** **Bestandteile**	β-Rezeptorenblocker, Handelspräparate z.B. Dociton, Efekto-lol.

Eigenschaften **& Wirkungen**	Tageshöchstdosis	240 mg
	Erste Symptome ab	15 mg/kg
	Orale Verfügbarkeit	20–30%
	Wirkungseintritt nach	1 h
	Wirkdauer	< 24 h
	Eliminationshalbwertszeit	3–6 h
	Plasmapeak nach	1–2 h
	Plasmabindung	90%
	Verteilungsvolumen	4,3 l/kg
	Ausscheidung über die Niere	1%
	Ausscheidung über den Darm	< 4%
	Enterohepatischer Kreislauf	keine Daten
	Wirksame Metabolite	4-Hydroxypropranolol (schwach wirksam)

In einem Fall wurde eine schwere Vergiftung bei 50 mg/kg KG beschrieben. Die Medikation ist in Schwangerschaft und Stillzeit nicht zu empfehlen.

Klinik	*Magen, Darm:* Übelkeit. *Herz, Kreislauf:* Schwindel, Hypotonie, Bradykardie. *Nervensystem:* Bewußtseinseintrübung, Atemdepression, Krampfanfälle.

Labor/ **Diagnose**	Blutkonzentration	
	therapeutisch	< 0,3 mg/l
	toxisch	> 0,5 mg/l
	gefährlich	> 3 mg/l
	Blutzucker-Bestimmung.	

P

Therapie	Allgemeine therapeutische Maßnahmen: Kein Erbrechen, weil dadurch Krampfanfälle provoziert werden. Magenspülung, rezidivierend Kohle und Diarrhoe. Spezielle medikamentöse Therapie: Bei ausgeprägter Hypotonie Dopamin ab 0,006 mg/kg pro Minute iv., ggf. bis max. 0,015 mg/kg. Bei Schock Glukagon initial 0,15 mg/kg iv, dann 0,05 mg/kg pro Stunde über 24 h iv. Extrakorporale Verfahren: Hämoperfusion nach Ausschöpfen der primären Maßnahmen bei bedrohlichen Vergiftungen.

Chronische **Schäden**	Nach akuter Intoxikation keine. Bei Dauergebrauch Blutbildveränderungen, Haarausfall, Sehstörungen.

Vorkommen Verwendung Wirksame Bestandteile	Antipyretikum, Antiphlogistikum, Analgetikum, Pyrazolon, häufig in Mischpräparaten, Handelspräparat z.B. Optalidon.

Eigenschaften & Wirkungen	Tageshöchstdosis
	Gefährliche Dosis
	Orale Verfügbarkeit
	Wirkungseintritt nach
	Wirkdauer
	Eliminationshalbwertszeit
	Plasmapeak nach
	Plasmabindung
	Verteilungsvolumen
	Ausscheidung über die Niere
	Ausscheidung über den Darm
	Enterohepatischer Kreislauf
	Wirksame Metabolite

Eigenschaften & Wirkungen

Tageshöchstdosis	1000 mg
Gefährliche Dosis	siehe Text
Orale Verfügbarkeit	100%
Wirkungseintritt nach	1–3 h
Wirkdauer	<24 h
Eliminationshalbwertszeit	1,5 h
Plasmapeak nach	0,5–1 h
Plasmabindung	10%
Verteilungsvolumen	2 l/kg
Ausscheidung über die Niere	1%, >90% metabolisiert
Ausscheidung über den Darm	gering
Enterohepatischer Kreislauf	besteht nicht
Wirksame Metabolite	Desmethylpropyphenazon, Hydroxydesmethyl-propyphenazon

Da Propyphenazon hauptsächlich in Mischpräparaten vorkommt, ist eine gefährliche Dosis nur schwer festzustellen. Sie lag in diesen Fällen bei 80 mg/kg KG.

Klinik	*Magen, Darm:* Übelkeit, Erbrechen, Bauchschmerz. *Andere innere Organe:* Leber- und Nierenschädigung. *Herz, Kreislauf:* Schwindel, Hypotonie. *Nervensystem:* Hypothermie, Kopfschmerz, Bewußtseinseintrübung.

Labor/ Diagnose	Blutkonzentration
	therapeutisch
	toxisch
	gefährlich.

Labor/ Diagnose

Blutkonzentration	
therapeutisch	<3 mg/l
toxisch	>6 mg/l
gefährlich.	keine Daten

Therapie	Allgemeine therapeutische Maßnahmen: Primäre Giftentfernung. Spezielle medikamentöse Therapie: Keine, symptomatisch. Extrakorporale Verfahren: Theoretisch Hämoperfusion.

Chronische Schäden	Nach akuter Intoxikation keine. Bei Dauergebrauch Leber- und Nierenschädigung.

Prothipendyl

Vorkommen. Verwendung. Wirksame Bestandteile	Neuroleptikum, Phenothiazinderivat, Handelspräparat z.B. Dominal.

Eigenschaften & Wirkungen		
	Tageshöchstdosis	320 mg
	Gefährliche Dosis	20 mg/kg
	Orale Verfügbarkeit	< 30 %
	Wirkungseintritt nach	1 – 1,5 h
	Wirkdauer	4 – 6 h
	Eliminationshalbwertszeit	2,5 h
	Plasmapeak nach	1 – 1,5 h
	Plasmabindung	keine Daten
	Verteilungsvolumen	keine Daten
	Ausscheidung über die Niere	keine Daten
	Ausscheidung über den Darm	keine Daten
	Enterohepatischer Kreislauf	keine Daten
	Wirksame Metabolite	keine Daten

Die Phenothiazine werden mit dem plötzlichen Kindstod in Verbindung gebracht (Synkopen, Krampfanfall).

Klinik

Herz, Kreislauf: Hypotonie, Tachykardie. *Auge:* Miosis. *Nervensystem:* Agitiertheit, Bewußtseinseintrübung, (Atemdepression, Krampfanfälle), malignes neuroleptisches Syndrom, Parkinsonismus.

Labor/ Diagnose

Blutkonzentration	
therapeutisch	< 0,3 mg/l
toxisch	> 0,45 mg/l
gefährlich	keine Daten

P

Therapie

Allgemeine therapeutische Maßnahmen: Primäre Giftentfernung.
Spezielle medikamentöse Therapie: Bei extrapyramidaler Symptomatik Biperiden bis 5 mg langsam iv.
Extrakorporale Verfahren: Nicht sinnvoll.

Chronische Schäden

Nach akuter Intoxikation keine. Bei Dauergebrauch Parkinsonismus, Leberschädigung.

Vorkommen. **Verwendung.** **Wirksame** **Bestandteile**	Weit verbreitete endemische Zoonose. Erreger: Rabiesviren. Träger des Erregers sind hauptsächlich wildlebende Nagetiere, in Europa meist Fuchs und Marder , des weiteren fleisch- und insektenfressende Fledermäuse, Stinktiere, Waschbären, Rinder. Übertragung auf den Menschen zumeist durch Speichel von infizierten Haustieren, Hund, Katze, durch Biß- oder Kratzwunde, oder Kontakt bei vorhandener Hautverletzung. Beim Tier Ausscheidung des Virus schon mehrere Tage vor Symptomatik.
Eigenschaften **& Wirkungen**	Inkubationszeit: 20–90 Tage in 75% aller Fälle, aber auch 4 Tage oder mehrere Jahre. Am kürzesten bei Inhalation (21 Tage), es folgen Hornhauttransplantation, Bisse in Gesicht-, Halsbereich (35 Tage) und Gliedmaßenverletzung (ca. 52 Tage). Prognose: Die Tollwut-Encephalomyelitis verläuft häufig letal.
Klinik	Prodromale Phase (1.–4. Tag) *Atemtrakt:* Symptome wie Atemwegsinfektion. *Magen, Darm:* Symptome wie Magen-Darm-Infektion. *Nervensystem:* Schmerzen, Hyperästhesien im Verletzungsbereich, unspezifische Fieber, Schwäche, Kopfschmerzen, Muskelschmerzen, Parästhesien, Angstzustände. Weiterer Verlauf: *1. Furiose Tollwut:* (>80% der Fälle) *Atemtrakt:* Atemstörungen. *Magen, Darm:* Übelkeit, Erbrechen. *Herz, Kreislauf:* Herz-Kreislaufdepression. *Nervensystem:* Tremor, starke Überempfindlichkeitsreaktionen auf Licht, Lärm, Berührung, Luftzug und Wasser, Muskelkrämpfe, Angstzustände, exzessive motorische Aktivität bis Agression, Halluzinationen, im Wechsel mit Aufklarungsphasen, Bewußtseinseintrübung, Hypersalivation, Lakrimation, Schweißausbrüche, generalisierte Krampfanfälle, Atemdepression. *2. Paralytische (stumme) Tollwut:* (<20% der Fälle). *Nervensystem:* Schlaffe Lähmung in Bißregion mit Schmerzen und Faszikulationen des betroffenen Muskels. Störungen des Sensoriums, Paraplegie und Paralyse der Atemweg- und Schluckmuskulatur.
Labor/ **Diagnose**	Genaue Anamnese und klinisches Bild. Nachweis am frühesten durch Immunfluoreszenz von Nervenverästelungen in der Haut und nicht immer eindeutig aus Hornhautabstrichen. Ab 1. Krankheitswoche: im Speichel, Tränenflüssigkeit, Liquor, Atemwegssekretion, Gehirn des Patienten. Außerdem Urin, Muttermilch.

Therapie

Allgemeine therapeutische Maßnahmen: Sofort Auswaschen und Desinfektion der Wunde mit 40–70%igem Alkohol, Polyvidon- oder 0,01%ige wässrige Jodlösg. Antibiotische Behandlung wegen anderer Bißinfektionserreger, Tetanusprophylaxe.

Spezielle medikamentöse Therapie: Vakzine: Humaner diploider Zellstammimpfstoff; gereinigte Verozellrabiesvakzine oder gereinigte Hühnerembryozellvakzine 6 mal 1 Dosis im. Nach 0, 3, 7, 14, 30 und 90 Tagen und Tollwutimmunglobulin: HRIG (Menschliches Rabiesimmunglobulin) 20 IU pro kg Körpergewicht: eine Hälfte im., andere Hälfte rings um die Bißwunde infiltrieren oder ARS (Serum von Tieren) 40 IU pro kg Körpergewicht. Cave: 5–10% Hypersensitivitätsreaktionen, daher 0,1 ml als Testdosis intradermal.
Extrakorporale Verfahren: Nicht sinnvoll.

Chronische Schäden

Keine

R

Vorkommen.
Verwendung.
Wirksame
Bestandteile

Kein natürliches Vorkommen, nur in Form anorganischer Salze. Vielseitige Verwendung in der Chemischen Industrie.

Eigenschaften
& Wirkungen

Farblose, an Luft rauchende Flüssigkeit. Unter Licht erfolgt teilweise Zersetzung unter Bildung von nitrosen Gasen, die sich in der Säure wieder lösen. Bei konzentrierten Säuren erfolgt dann eine typische gelb- bis braunrote Färbung. Mit Wasser in jedem Verhältnis mischbar. Die Gewebsschädigung erfolgt durch Eiweißdenaturierung.

Klinik

Haut: Verätzungen I.–III. Grades, bei hoher Säurekonzentration typische Gelbfärbung, harte schwärzliche Ätzschorfe, tiefe Ulcerationen.
Atemtrakt: Kopfschmerz, Dyspnoe, Bronchospasmus, Bronchopneumonie, nach Latenz bis zu mehreren Tagen Auftreten eines toxischen Lungenödems.
Auge: Lidkrampf, gelb verfärbte Hornhautverätzung bis hin zur Hornhautperforation, Narben der Hornhaut und des Lidrandes, schmerzhafte Konjunktivitis.
Magen, Darm: Schmerzen im Mund- und Rachenbereich, retrosternal und epigastrisch, Übelkeit, Erbrechen (kaffeesatzartig und gelb verfärbte Gewebefetzen), Glottisödem, gelbe Verätzungen und Verschorfungen der Schleimhäute, Gastritis, Magenperforation, Peritonitis, Mediastinitis. *Herz, Kreislauf:* Kreislaufschock. *Andere innere Organe:* Hämolyse, Nierenversagen, metabolische Acidose.

Labor/
Diagnose

Akut durch typische Verätzungen, z.B. Gelbfärbung der Haut, Lactazidose.

Therapie

Atemtrakt: Dexamethason-Dosieraerosol initial 2 Hübe, dann alle 5–10 Minuten bis zur Leerung der Packung.
Haut: Sofort mit Wasser und Seife spülen, dann wie Verbrennung behandeln.
Auge: Sofortige Spülung mit handwarmem Leitungswasser mindestens über 15 Minuten. Beim Augenarzt Anästhesie und weitere Spülung mit physiologischer NaCL-Lösung oder einem isotonischen Phosphatpuffer über mehrere Tage.
Magen, Darm: Kein Erbrechen, keine Kohle, keine Neutralisation, Endoskopie bis 2 Stunden nach der Intoxikation. Kontraindikation für eine Endoskopie sind Perforation und nicht ausreichend stabilisierte Vitalfunktionen. So viel Wasser wie möglich, aber ohne den Magen zu überfüllen (max. 300 ml). Symptomatische Behandlung des Schocks. Eine Magenspülung ist nicht indiziert, da es nicht um die Entfernung resorbierbarer Substanzen geht und die Gefahr einer Perforation besteht. Bei Perforation von Ösophagus, Magen etc. sofortige chirurgische Maßnahmen. Ist eine Per-

foration eindeutig nicht nachweisbar: Stabilisierung der Vitalfunktionen und innerhalb der ersten 12 – 24 Stunden nach Klinikaufnahme Endoskopie. Bei schweren Verätzungen totale parenterale Ernährung.

Spezielle medikamentöse Therapie: Sucralfat 4 × täglich 1 g in 30 ml Wasser. Ständige Überwachung und Ausgleich der metabolischen Acidose. Low dose Heparin, mit Diuresesteigerung bis auf 6 l/Tag. Die Gabe von Cortikoiden ist umstritten und muß im Einzelfall entschieden werden.

Extrakorporale Verfahren: Hämodialyse bei Hämolyse.

Chronische Schäden

Bronchitis, Zahnschmelzerosion, Dauerschädigung des Gastrointestinaltraktes, insbesondere Strikturen.

S

Vorkommen. Verwendung. Wirksame Bestandteile	Bestandteil des Magensaftes, vielfältige Verwendung in der Chemischen- und Metallverarbeitenden Industrie.
Eigenschaften & Wirkungen	Farblose, wässrige Lösung von Chlorwasserstoff mit einer maximalen Konzentration von 40 % (bei 20° C). Die Säure bildet an Luft weißliche Nebel mit scharf-stechendem Geruch. Geruchsschwelle: 8 mg/m3. Bei Konz. < 10 % Verätzung möglich, bei Konz. > 10 % Verätzung wahrscheinlich, Eiweißdegeneration.
Klinik	*Haut:* Reizung bis Verätzung der Haut ohne typische Verfärbung. Bei Konzentrationen über 10 % sind Verbrennungen I. – III. Grades zu erwarten. *Atemtrakt:* Reizung, Husten, Dyspnoe, eventuell toxisches Lungenödem. *Augen:* Lidkrampf, Entzündungen von Bindehaut und Hornhaut mit Nekrosen und Narbenbildung. Später eventuell Hornhautulzera mit Perforation. *Magen, Darm:* Erbrechen (blutig), Verätzungen II.-III.Grades mit Entzündungen, Nekrosebildung. Schock, Glottisödem mit Ateminsuffizienz, Perforation. *Andere innere Organe:* Hämolyse, Lebernekrosen, Nierenversagen.
Labor/ Diagnose	Bei konzentrierter Säure Dräger- oder Auerröhrchen.
Therapie	*Haut:* Gründlich und ausdauernd mit Wasser spülen. Bei Hautläsionen wie Verbrennung. *Atemtrakt:* Dexamethason-Dosieraerosol initial 2 Hübe, dann alle 5 – 10 Minuten bis zur Leerung der Packung. *Augen:* Sofortige Spülung mit handwarmem Leitungswasser mindestens über 5 Minuten. Beim Augenarzt Anästhesie und weitere Spülung. *Magen, Darm:* Kein Erbrechen, keine Kohle, keine Neutralisation, Endoskopie bis 2 Stunden nach Intoxikation. Kontraindikation für eine Endoskopie sind Perforation und nicht ausreichend stabilisierte Vitalfunktionen. Soviel Wasser wie möglich, ohne den Magen zu überfüllen (max. 300 ml). Symptomatische Behandlung des Schocks. Eine Magenspülung ist nicht indiziert. Spezielle medikamentöse Therapie: Sucralfat 4 × 1 g in 30 ml Wasser/Tag. Ständige Überwachung und Ausgleich der metabolischen Acidose. Die Gabe von Kortikoiden ist umstritten und muß im Einzelfall entschieden werden. Extrakorporale Verfahren: Hämodialyse bei Hämolyse.
Chronische Schäden	Bronchitis, Dermatitis, Konjunktivitis, Zahnschmelzerosion, Dauerschädigung des Gastrointestinaltraktes, insbesondere Strikturen.

Vorkommen. Verwendung. Wirksame Bestandteile

Kein natürliches Vorkommen, zum Aufschließen von Phosphaten, als Batteriesäure und zur Herstellung von Ammoniumsulfat in der Düngemittel-Industrie. Zur Herstellung von Farbstoffen, Weichmachern, Tensiden usw., in der Glas-, Kunstseide- und Kunststoffindustrie, sowie in der Petrochemie.

Eigenschaften & Wirkungen

100%ige Schwefelsäure ist eine klare, farb- und geruchlose, ölige, stark hygroskopische Flüssigkeit, D:1,8 g/ml, mit Wasser mischbar. Säure mit starker Reizwirkung, bei Konzentrationen < 10% Verätzung möglich, bei Konzentrationen > 10% Verätzung wahrscheinlich, Eiweißdegeneration. Achtung 100%ige Schwefelsäure hat keine Ätzwirkung. Oleum: Konzentrierte Schwefelsäure und Schwefeltrioxid, farblose bis dunkelbraune, schwere, ölige Flüssigkeit.

Klinik

Haut: Schwarzfärbung der Haut. Bei Konzentrationen über 10% sind Verbrennungen I.–III. Grades zu erwarten.
Atemtrakt: Nur bei erhitzter Säure, Oleum oder Aerosolen, Reizung, Husten, Dyspnoe, eventuell toxisches Lungenödem.
Augen: Lidkrampf, Entzündungen von Bindehaut und Hornhaut mit Nekrosen und Narbenbildung. Später eventuell Hornhautulzera mit Perforation.
Gastrointestinaltrakt: Erbrechen (blutig), Verätzungen I.–III. Grades mit Entzündungen, Nekrosebildung Perforation. Schock, Glottisödem mit Ateminsuffizienz. *Andere innere Organe:* Hämolyse, Lebernekrosen, Nierenversagen.

Labor/ Diagnose

Akut durch typische Verätzungen, z.B. Schwarzfärbung der Haut, Lactazidose.

S

Therapie

Haut: Konzentrierte Säure: Achtung: 100%ige Schwefelsäure hat keine Ätzwirkung. Deshalb kein Wasser sondern mit saugfähigem Material abtupfen, dann erst spülen. Bei Hautläsionen wie Verbrennung.

Atemtrakt: Nur bei Oleum, kochender Schwefelsäure oder Aerosolen möglich. Dexamethason-Dosieraerosol initial 2 Hübe, dann alle 5–10 Minuten bis zur Leerung der Packung.

Augen: Sofortige Spülung mit handwarmem Leitungswasser mindestens über 5 Minuten. Beim Augenarzt Anästhesie und weitere Spülung.

Gastrointestinaltrakt: Bei eindeutigen Verätzungen kein Erbrechen, keine Kohle, keine Neutralisation, Endoskopie bis 2 Stunden nach Intoxikation. Kontraindikation für eine Endoskopie sind Perforation und nicht ausreichend stabilisierte Vitalfunktionen. So viel Wasser wie möglich, aber ohne den Magen zu überfüllen (max. 300 ml). Symptomatische Behandlung des Schocks. Eine Magenspülung ist nicht indiziert, da es nicht um die Entfernung resorbierbarer Substanzen geht und die Gefahr einer Perforation besteht.

Spezielle medikamentöse Therapie: Sucralfat 4× täglich 1 g in 30 ml Wasser. Ständige Überwachung und Ausgleich der metabolischen Acidose. Low dose Heparin und Diuresesteigerung bis auf 6 Liter/Tag. Die Gabe von Kortikoiden ist umstritten und muß im Einzelfall entschieden werden.

Extrakorporale Verfahren: Hämodialyse bei Hämolyse.

Chronische Schäden

Bronchitis, Emphysem, Konjunktivitis, Dauerschädigung des Gastrointestinaltraktes, insbesondere Srikturen.

Vorkommen. Verwendung. Wirksame Bestandteile	Antidepressivum, Neuroleptikum, Dopamin-d2-Antagonist, Handelspräparate z.B. Dogmatil, Meresa, Neogama.

Eigenschaften & Wirkungen	Tageshöchstdosis	1200 mg
	Erste Symptome ab	3 mg/kg
	Orale Verfügbarkeit	30%
	Wirkungseintritt nach	1–4 h
	Wirkdauer	keine Daten
	Eliminationshalbwertszeit	6–8 Stunden
	Plasmapeak nach	2–6 Stunden
	Plasmabindung	<40%
	Verteilungsvolumen	1–3 l/kg
	Ausscheidung über die Niere	15–30%
	Ausscheidung über den Darm	70% ohne Resorption
	Enterohepatischer Kreislauf	keine Daten
	Wirksame Metabolite	keine

Schwere Vergiftungen werden nur in Ausnahmefällen gesehen. Die Medikation ist in Schwangerschaft und Stillzeit kontraindiziert.

Klinik	*Augen:* (Mydriasis). *Magen Darm:* Erbrechen. *Herz Kreislauf:* Tachykardie, Hypotonie, (Torsades de pointes). *Nervensystem:* Bewußtseinseintrübung, extrapyramidale Symptome.

Labor/ Diagnose	Blutkonzentration	
	therapeutisch	0,2 mg/l
	toxisch	keine Daten
	gefährlich	25 mg/l

Therapie	Allgemeine therapeutische Maßnahmen: Bei mehr als 25 mg/kg oder entsprechender Symptomatik primäre Giftentfernung. Spezielle medikamentöse Therapie: Keine, symptomatisch. Extrakorporale Verfahren: Theoretisch Hämodialyse, in der Praxis nicht nötig.

S

Chronische Schäden	Wie Klinik, reversibel.

Vorkommen. Verwendung. Wirksame Bestandteile	Tranquillans, Hypnotikum, Benzodiazepin, Handelspräparate z. B. Planum, Remestan.

Eigenschaften & Wirkungen	

Tageshöchstdosis	60 mg
Gefährliche Dosis	siehe Text
Orale Verfügbarkeit	> 80 %
Wirkungseintritt nach	1 h
Wirkdauer	6 – 8 h
Eliminationshalbwertszeit	10 – 16 h
Plasmapeak nach	1 – 2 h
Plasmabindung	98 %
Verteilungsvolumen	1 l/kg
Ausscheidung über die Niere	< 1 %
Ausscheidung über den Darm	keine Daten
Enterohepatischer Kreislauf	keine Daten
Wirksame Metabolite	5 % Oxazepam

Werte, die im Tierversuch ermittelt wurden, entsprechen nicht der Reaktion des Menschen auf Überdosierungen. Ernste Vergiftungen sieht man bereits im Bereich von mg/kg Mensch, und nicht erst im Bereich von g/kg Versuchstier. Die Medikation ist in der Schwangerschaft nicht zu empfehlen und in der Stillzeit kontraindiziert.

Klinik	*Herz, Kreislauf :* Tachykardie, Hypotonie, AV-Block. *Nervensystem:* Bewußtseinseintrübung, (Atemdepression), aber auch paradoxe Reaktion mit Agitiertheit.

Labor/ Diagnose	Blutkonzentration

therapeutisch	< 0,5 mg/l
toxisch	< 5 mg/l
gefährlich	keine Daten

Die Schwere der Erkrankung muß nicht mit der Konzentration im Blut korrelieren. Schnelltest auf Benzodiazepine im Urin. Einmalig 0,2 mg Flumazenil iv.

Therapie	Allgemeine therapeutische Maßnahmen: Primäre Giftentfernung, rezidivierend Kohle und Diarrhoe. Spezielle medikamentöse Therapie: Flumazenil kann wegen der kurzen Halbwertszeit zur kurzfristigen Überbrückung einer Atemdepression sinnvoll sein. Cave: Entzugssyndrom. Extrakorporale Verfahren: Nicht sinnvoll.

Chronische Schäden	Nach akuter Intoxikation keine. Bei Dauergebrauch Abhängigkeit mit Entzugssyndrom.

Vorkommen. **Verwendung.** **Wirksame** **Bestandteile**	Tranquillans, Benzodiazepin, Handelspräparat z. B. Musaril.

Eigenschaften & Wirkungen

Tageshöchstdosis	400 mg
Gefährliche Dosis ab	siehe Text
Orale Verfügbarkeit	> 90 %
Wirkungseintritt nach	30 min
Wirkdauer	> 24 h bei Überdosierung
Eliminationshalbwertszeit	10 – 25 h, Metabolit 25 – 51 h
Plasmapeak nach	1 – 2 h
Plasmabindung	> 70 %
Verteilungsvolumen	3 – 7 l/kg
Ausscheidung über die Niere	60 % metabolisiert in 3 Tagen
Ausscheidung über den Darm	keine Daten
Enterohepatischer Kreislauf	keine Daten
Wirksame Metabolite	Nortetrazepam, 3 -Hydroxytetrazepam

Selten schwere Vergiftungen, aber ab 25 mg/kg schon ernste Erkrankungen beobachtet. Aufgrund der langen Halbwertszeit der Metaboliten Akkumulation möglich. Die Medikation ist in der Schwangerschaft nicht zu empfehlen und in der Stillzeit kontraindiziert.

Klinik

Herz, Kreislauf: Hypotonie. *Nervensystem:* Bewußtseinseintrübung, Ataxie, (Atemdepression), aber auch paradoxe Reaktion wie Agitiertheit.

Labor/ Diagnose

Blutkonzentration	
therapeutisch	< 0,03 mg/l
toxisch	keine Daten
gefährlich	keine Daten

Die Schwere der Vergiftungen muß nicht mit der Blutkonzentration korrelieren. Schnelltest auf Benzodiazepine im Urin. Einmalig 0,2 mg Flumazenil iv.

T

Therapie

Allgemeine therapeutische Maßnahmen: Bis 10 mg/kg beobachten. Kohle und Diarrhoe. Darüber bei entsprechender Symptomatik primäre Giftentfernung.
Spezielle medikamentöse Therapie: Flumazenil
Extrakorporale Verfahren: Nicht sinnvoll.

Chronische Schäden

Nach akuter Intoxikation keine. Bei Dauergebrauch Abhängigkeit mit Entzugssyndrom.

Vorkommen. **Verwendung.** **Wirksame** **Bestandteile**	Bronchodilatator, Broncholytikum, Kardiakum, Diuretikum, Methylxanthin, Handelspräparate z. B. Afonilum, Euphyllin.

Eigenschaften **& Wirkungen**	Tageshöchstdosis	800 mg
	Erste Symptome ab	5 mg/kg (in Einzelfällen schwer)
	Orale Verfügbarkeit	100%
	Wirkungseintritt nach	15 – 30 min
	Wirkdauer	h-d
	Eliminationshalbwertszeit	2 – 16 h, altersabhängig
	Plasmapeak nach	3 – 7 h
	Plasmabindung	40%
	Verteilungsvolumen	0,3 – 0,7 l/kg
	Ausscheidung über die Niere	< 10%
	Ausscheidung über den Darm	keine Daten
	Enterohepatischer Kreislauf	besteht nicht
	Wirksame Metabolite	keine

Bei theophyllinbehandelten Patienten und Überdosierung verzögerter Wirkungseintritt (mehrere Stunden) möglich. Geringe therapeutische Breite. Übergang in Placenta und Muttermilch.

Klinik	*Atemtrakt:* Tachypnoe. *Magen, Darm:* Übelkeit, Erbrechen. *Herz, Kreislauf:* Hypotonie, Tachykardie, Arrhythmien. *Andere innere Organe:* Rhabdomyolyse mit akuten Nierenversagen. *Nervensystem:* Tremor, Bewußtseinseintrübung, Krampfanfälle.

Labor/ **Diagnose**	Blutkonzentration	
	therapeutisch	< 15 mg/l
	toxisch	> 20 mg/l
	gefährlich	> 40 mg/l bei Gewöhnung > 100 mg/l bei einmaliger Einnahme.

Hypokaliämie (bei schweren Vergiftungen sehr häufig), Hyperglykämie, metabolische Azidose oder respiratorische Alkalose.

Therapie	Allgemeine therapeutische Maßnahmen: Bei Überschreiten der therapeutischen Dosis klinische Überwachung und primäre Giftentfernung. Spezielle medikamentöse Therapie: Elektrolytausgleich, Ausgleich der Alkalose oder Acidose. Extrakorporale Verfahren: Hämoperfusion nach Ausschöpfen der primären Maßnahmen bei bedrohlichen Vergiftungen oder bei hohen Blutkonzentrationen.

Chronische **Schäden**	Nach akuter Intoxikation keine. Bei Dauergebrauch wie Klinik.

Vorkommen. Verwendung. Wirksame Bestandteile	Phenothiazin, Neuroleptikum, Handelspräparat z.B. Melleril.

Eigenschaften & Wirkungen		
	Tageshöchstdosis	800 mg
	Gefährliche Dosis	25 mg/kg
	Orale Verfügbarkeit	60 %
	Wirkungseintritt nach	1 – 2 h
	Wirkdauer	> 24 h bei Überdosierung
	Eliminationshalbwertszeit	10 – 36 h
	Plasmapeak nach	2 – 4 h
	Plasmabindung	> 95 %
	Verteilungsvolumen	10 – 18 l/kg
	Ausscheidung über die Niere	< 4 %
	Ausscheidung über den Darm	50 %
	Enterohepatischer Kreislauf	keine Daten
	Wirksame Metabolite	Mesoridazin, Sulforidazin

In der Schwangerschaft kontraindiziert, in der Stillzeit nicht zu empfehlen. Die Phenothiazine werden mit dem plötzlichen Kindstod in Verbindung gebracht (Synkopen, Krampfanfall).

Klinik	*Herz, Kreislauf:* Tachykardie, Hypertonie, Hypotonie. *Nervensystem:* (Agitiertheit), Bewußtseinseintrübung, (Krampfanfälle, Atemdepression, malignes neuroleptisches Syndrom).

Labor/ Diagnose	Blutkonzentration	
	therapeutisch	< 0,5 mg/l
	toxisch	> 2 mg/l
	gefährlich	> 10 mg/l.

Therapie

Allgemeine therapeutische Maßnahmen: Erbrechen ist wegen des antiemetischen Effekts zweifelhaft. Bei entsprechender Klinik oder Erreichen der gefährlichen Dosis Magenspülung, Kohle und Diarrhoe rezidivierend. Monitoring über 24 h auch bei initial unauffälligem Verlauf erforderlich.

Spezielle medikamentöse Therapie: Bei bedrohlicher Symptomatik Physostigmin langsam 2 mg iv., ggf. wiederholen, in Extremfällen als Dauerinfusion mit 2 mg/Stunde. Bei extrapyramidaler Symptomatik Biperiden bis 5 mg langsam iv.

Extrakorporale Verfahren: Hämoperfusion nach Ausschöpfen der primären Maßnahmen bei bedrohlicher Vergiftung.

T

Chronische Schäden	Nach akuter Intoxikation keine. Bei Dauergebrauch Parkinsonismus.

Vorkommen. Verwendung. Wirksame Bestandteile	Analgetikum, Handelspräparat z.B. Tramal. Wird häufig mißbraucht.

Eigenschaften & Wirkungen	Tageshöchstdosis	400 mg
	Gefährliche Dosis	10 – 100 mg/kg, siehe Text
	Orale Verfügbarkeit	< 90 %
	Wirkungseintritt nach	5 – 10 min
	Wirkdauer	> 12 h bei Überdosierung
	Eliminationshalbwertszeit	5 h, Metabolit 6 – 9 h
	Plasmapeak nach	1 – 3 h
	Plasmabindung	< 20 %
	Verteilungsvolumen	2 – 6 l/kg
	Ausscheidung über die Niere	13 %
	Ausscheidung über den Darm	keine Daten
	Enterohepatischer Kreislauf	keine Daten
	Wirksame Metabolite	o-Desmethyltramadol

Unterschiedliche Verläufe: Bei geringen Mengen ist Atemdepression aufgetreten, aber hohe Dosierungen bis mehrere g verliefen symptomlos.

Klinik	*Herz, Kreislauf:* Hypotonie, Bradykardie, Tachykardie. *Nervensystem:* Bewußtseinseintrübung, Krampfanfälle, Atemdepression.

Labor/ Diagnose	Blutkonzentration	
	therapeutisch	< 0,3 mg/l
	toxisch	keine Daten
	gefährlich	> 2 mg/l

Therapie	Allgemeine therapeutische Maßnahmen: Bei Auftreten von Symptomen oder Mengen > 10 mg/kg primäre Giftentfernung.
	Spezielle medikamentöse Therapie: Bei Atemdepression Naloxon. Cave: Entzug. Bei Krämpfen Diazepam.
	Extrakorporale Verfahren: Nicht sinnvoll.
	Theoretisch Hämodialyse, in der Praxis aber ohne Bedeutung.

Chronische Schäden	Nach akuter Intoxikation keine. Bei Dauergebrauch Abhängigkeit mit Entzugssyndrom.

Vorkommen. Verwendung. Wirksame Bestandteile	Hypnotikum, Benzodiazepin, Handelspräparat z.B. Halcion.

Eigenschaften & Wirkungen	Tageshöchstdosis	0,5 mg
	Gefährliche Dosis	siehe Text
	Orale Verfügbarkeit	> 85 %
	Wirkungseintritt nach	15 – 30 min
	Wirkdauer	6 – 7 h
	Eliminationshalbwertszeit	2 – 6 h
	Plasmapeak nach	0,5 – 4 h
	Plasmabindung	90 %
	Verteilungsvolumen	0,8 – 1,3 l/kg
	Ausscheidung über die Niere	90 % metabolisiert
	Ausscheidung über den Darm	< 10 % metabolisiert in 2 d
	Enterohepatischer Kreislauf	keine Daten
	Wirksame Metabolite	α-Hydroxytriazolam

Ganz unterschiedliche Verläufe mit geringer Symptomatik bei hohen Dosen und schwerer Erkrankung bei geringer Überdosierung. Erste Symptome schon bei therapeutischer Dosierung. Die Medikation ist in der Schwangerschaft nicht zu empfehlen und in der Stillzeit kontraindiziert.

Klinik	*Magen, Darm:* (Erbrechen). *Herz, Kreislauf:* Herz-Kreislaufdepression. *Nervensystem:* Bewußtseinseintrübung , Atemdepression, aber auch paradoxe Reaktion mit Agitiertheit.

Labor/ Diagnose	Blutkonzentration	
	therapeutisch	< 0,006 mg/l
	toxisch	keine Daten
	gefährlich	keine Daten

Die Schwere der Erkrankung muß nicht mit der Konzentration im Blut korrelieren.
Schnelltest auf Benzodiazepine im Urin. Einmalig 0,2 mg Flumazenil iv.

T

Therapie	Allgemeine therapeutische Maßnahmen: Primäre Giftentfernung. Spezielle medikamentöse Therapie: Flumazenil kann wegen der kurzen Halbwertszeit von Triazolam zur kurfristigen Überbrückung einer Atemdepression sinnvoll sein. Extrakorporale Verfahren: Nicht sinnvoll.

Chronische Schäden	Nach akuter Intoxikation keine. Bei Dauergebrauch Abhängigkeit mit Entzugssyndrom.

Vorkommen. Verwendung. Wirksame Bestandteile	Trizyklisches Antidepressivum, Thymoleptikum, Handelspräparat z. B. Stangyl.

Eigenschaften & Wirkungen	

Tageshöchstdosis	200 mg
Gefährliche Dosis	10 mg/kg
Orale Verfügbarkeit	20 – 60 %
Wirkungseintritt nach	0,5 – 2 h
Wirkdauer	> 24 h
Eliminationshalbwertszeit	16 – 40 h
Plasmapeak nach	2 – 4 h
Plasmabindung	95 %
Verteilungsvolumen	30 l/kg
Ausscheidung über die Niere	10 %
Ausscheidung über den Darm	keine Daten
Enterohepatischer Kreislauf	keine Daten
Wirksame Metabolite	Desmethyltrimipramin

Geringe therapeutische Breite. Schwere Vergiftungen möglich. Erste Symptome bereits im therapeutischen Bereich. Verzögerter Wirkungseintritt bei Überdosierung. Die Medikation ist in Schwangerschaft und Stillzeit kontraindiziert.

Klinik	*Auge:* Mydriasis. *Magen, Darm:* Erbrechen. *Herz, Kreislauf:* Hypotonie, Tachykardie, Bradykardie, QRS-Verlängerung. *Nervensystem:* Agitiertheit, wechselnd mit Bewußtseinseintrübung, Atemdepression, Krampfanfälle.

Labor/ Diagnose	Blutkonzentration (korreliert nicht mit der Schwere)

therapeutisch   < 0,2.mg/l
toxisch   keine Daten
gefährlich   > 0,5 mg/l
Typisch anticholinerges Syndrom.

Therapie	Allgemeine therapeutische Maßnahmen: Ausgiebige primäre Giftentfernung und Kohle und Diarrhoe rezidivierend. 24 h Monitoring

Spezielle medikamentöse Therapie: Bei bedrohlicher Symptomatik Physostigmin langsam 2 mg iv., ggf. wiederholen, in Extremfällen als Dauerinfusion mit 2 mg/Stunde. Natriumbicarbonat P_H 7,45 – 7,55 anstreben.
Extrakorporale Verfahren: Nicht sinnvoll.

Chronische Schäden	Nach akuter Intoxikation keine. Bei Dauergebrauch Blutbildveränderung, Abhängigkeit mit Entzugssyndrom.

Vorkommen. Verwendung. Wirksame Bestandteile	Antiepileptikum, Handelspräparate z. B. Ergenyl, Orfiril.

Eigenschaften & Wirkungen	Tageshöchstdosis	45 mg/kg
	Erste Vergiftungen ab	100 mg/kg
	Orale Verfügbarkeit	100 %
	Wirkungseintritt nach	0,5 – 1 h
	Wirkdauer	> 24 h bei Überdosierung
	Eliminationshalbwertszeit	6 – 17 h, 30 h bei Überdosierung
	Plasmapeak nach	1 – 4 h, 3 – 8 h bei Retardformen
	Plasmabindung	> 90 %
	Verteilungsvolumen	0,1 – 0,2 l/kg
	Ausscheidung über die Niere	< 5 %
	Ausscheidung über den Darm	gering
	Enterohepatischer Kreislauf	< 7 %
	Wirksame Metabolite	Propyl-3-keto-pentensäure, Hydroxyvalproate

Die Medikation ist in Schwangerschaft und Stillzeit nicht zu empfehlen.

Klinik	*Magen, Darm:* Übelkeit, Erbrechen. *Herz, Kreislauf:* Hypotonie. *Nervensystem:* Bewußtseinseintrübung, aber auch Agitiertheit, Psychosen.

Labor/ Diagnose	Blutkonzentration	
	therapeutisch	< 100 mg/l
	toxisch	> 100 mg/l
	gefährlich	> 180 mg/l

Therapie	Allgemeine therapeutische Maßnahmen: Primäre Giftentfernung mit rezidivierend Kohle und Diarrhoe. Spezielle medikamentöse Therapie: Keine, symptomatisch. Extrakorporale Verfahren: Hämoperfusion nach Ausschöpfen der primären Maßnahmen bei bedrohlicher Vergiftung.

V

Chronische Schäden	Nach akuter Intoxikation keine. Bei Dauergebrauch Haarausfall, Parästhesien, Gewichtsveränderungen, Pankreasschädigung.

Vorkommen. Verwendung. Wirksame Bestandteile	Calciumantagonist, Handelspräparate z. B. Isoptin, Verapamil.

Eigenschaften & Wirkungen	Tageshöchstdosis	480 mg
	Gefährliche Dosis	20 mg/kg
	Orale Verfügbarkeit	20 – 30 %
	Wirkungseintritt nach	0,5 – 2 h
	Wirkdauer	6 – 8 h, 36 h bei Überdosierung
	Eliminationshalbwertszeit	2 – 7 h
	Plasmapeak nach	1 h, 14 – 18 h bei Überdosierung
	Plasmabindung	90 %
	Verteilungsvolumen	2 – 6 l/kg
	Ausscheidung über die Niere	< 4 %, 50 % metabolisiert in 24 h
	Ausscheidung über den Darm	16 % metabolisiert in 5 Tagen
	Enterohepatischer Kreislauf	besteht
	Wirksame Metabolite	Norverapamil

Die Medikation ist in der Schwangerschaft kontraindiziert und in der Stillzeit nicht zu empfehlen.

Klinik	*Atemtrakt:* Lungenödem. *Magen, Darm:* Übelkeit, Erbrechen. *Herz, Kreislauf:* Hypotonie, Bradykardie (Tachykardie), AV-Block. *Andere innere Organe:* Nierenversagen. *Nervensystem:* Bewußtseinseintrübung, Atemdepression. Bei Kindern Krampfanfälle.

Labor/ Diagnose	Blutkonzentration	
	therapeutisch	< 0,2 mg/l
	toxisch	> 1 mg/l
	gefährlich	> 2 mg/l

Therapie	Allgemeine therapeutische Maßnahmen. Primäre Giftentfernung und bei Erreichen der gefährlichen Dosis, Monitorüberwachung. Spezielle medikamentöse Therapie: Calciumglukonat 10 % 0,2 ml/kg in 10 min iv., ggf. wiederholen, bei Mißerfolg Dopamin und/ oder Schrittmacher. Extrakorporale Verfahren: Nicht sinnvoll.

Chronische Schäden	Nach akuter Intoxikation keine. Bei Dauergebrauch Parästhesien, Leberschädigung.

Vorkommen. Verwendung. Wirksame Bestandteile

Eiförmige Milben mit festem Rückenschild. Ektoparasiten mit stechend-saugenden Mundwerkzeugen am Kopf, nur einige Millimeter groß, aber mit Blut vollgesogen 1–3 cm groß. Weltweit in Wäldern, Waldrändern und Gebüsch, auch Gärten und Parks, Gebiete mit hohem Gras, Farnen und dichtem Unterholz. Jahreszeitlich abhängige Verbreitung von April/Mai bis Oktober/November. Da die Borreliose überall auftreten kann, gibt es keine Endemiegebiete.

Eigenschaften & Wirkungen

Zecken halten sich auf Blättern von Bäumen und Büschen auf und gelangen von dort auf den Wirt und bohren ihre Mundwerkzeuge durch die Haut, um so Blut zu saugen. Dadurch Übertragung von Borrelia burgdorferi mit der Folge der Lyme-Borreliose. Inkubationszeit wenige Tage bis Wochen.

Klinik

1. Phase: (nur in 20–40% der zweiten Phase vorausgehend), *Haut:* Erythem mit blaurotem Zentrum um Einstich, langsam sich zentrisch ausbreitend, später als roter Ring, meist ohne Behandlung, aber evtl. erst nach Monaten wieder abklingend. *Nervensystem:* Fieber, Myalgien, Kopfschmerzen, Lymphknotenschwellungen, Nackensteifigkeit, Lichtscheu. 2. Phase: Bannwarth-Syndrom: *Haut:* Livide Hautmanifestation rötlicher Färbung meist an Ohrläppchen, Mamille, oder Skrotum, evtl. mit regionalen Lymphknotenschwellungen. *Herz, Kreislauf:* Myokarditis. *Nervensystem:* Radiculitis, Hirnnerven-Neuritis, teils Lähmungserscheinungen, Facialisparese, bei Kindern eher meningitische Symptomatik, Encephalitis. Selten: Borrelien-Lymphozytom benigne, tumoröse, 3. Phase: *Haut:* Nach erythematösem Stadium, häufig einseitig besonders an Akren und Streckseiten der Extremitäten, kommt es nach Wochen bis Monaten zur Atrophie der Haut (zigarettenpapierdünn, livide Verfärbung), selten Ulzerabildung oder Malignisierung. *Herz, Kreislauf:* Lyme - Arthritis: akut beginnende, intermittierende Arthritis, evtl. übergehend in chronisch - erosive Arthritis. *Nervensystem:* Polyneuropathien und Arthralgien.

Labor/ Diagnose

spezifische Antikörpernachweise im Serum und Liquor 4–6 Wochen nach Zeckenstich. a) Enzymimmunoassay, b) Immunfluoreszenztest, c) indirekter Hämagglutinationstest, d) Immunfluoreszenz-Test an Zecken.

Z

Therapie

Allgemeine therapeutische Maßnahmen: Entfernung der Zecke mit spezieller Zeckenpinzette, sonst mit Zeigefinger und Daumen direkt über der Haut am Kopfbereich erfassen, vorsichtig lockern und aus der Einstichstelle herausziehen. Zeckenleib nicht beschädigen, da sonst erhöhte Infektionsgefahr! Methoden mit Öl, Nagellack, Creme u. ä. veraltet, da durch vermehrte Speichelabsonderung und durch längere Verweildauer der Zecke im Körper sich das Infektionsrisiko erhöht. Desinfektion der Stichstelle.

Spezielle medikamentöse Therapie: 1. Phase: Doxycyclin 2 x 100 mg über 14 – 21 Tage. 2. Phase: Cephalosporine der dritten Generation 3 x 2 g über 10 Tage. 3. Phase: Cephalosporine der dritten Generation 3 x 2 g über 14 – 21 Tage.

Extrakorporale Verfahren: Nicht sinnvoll.

Chronische Schäden

Wie Klinik 3. Phase.

Vorkommen. Verwendung. Wirksame Bestandteile	Eiförmige Milben mit festem Rückenschild. Ektoparasiten mit stechend-saugenden Mundwerkzeugen am Kopf, nur einige Millimeter groß, aber mit Blut vollgesogen 1–3 cm groß. Jahreszeitlich abhängige Verbreitung von April/Mai bis Oktober/November. Endemiegebiete der BR Deutschland liegen in Bayern, Baden-Württemberg, ganz begrenzt in Rheinland-Pfalz und Hessen, außerdem in Sachsenanhalt, Thüringen, Sachsen, Mecklenburg-Vorpommern. Europa: Österreich, Schweiz, gesamt Mittel- und Nordeuropa.
Eigenschaften & Wirkungen	Halten sich auf Blättern von Bäumen und Büschen auf und gelangen von dort auf den Wirt und bohren ihre Mundwerkzeuge durch die Haut, um so Blut zu saugen. Dadurch Übertragung des CEE-Virus (Flavivirus). Früh(jahr)-Sommer- (Meningo-) Enzephalitis. Inkubationszeit 5–14 Tage (auch 2–28 Tage werden angegeben).
Klinik	*1. Phase:* grippeähnliche Symptome, Fieber, Kopf-, und Gliederschmerzen. *2. Phase:* Bei ca.10- 30% der Infizierten auftretend, erneuter Fieberschub, außerdem neurologische Symptomatik in 3 unterschiedlichen Verlaufsformen: 1. Menigitischer Verlauf, der ohne Restschäden abheilt, Fieber, Kopfschmerz. 2. Meningoenzephalitischer Verlauf, meningitische Zeichen und Hirnnerven-Ausfall, gekennzeichnet durch gleichzeitiges Auftreten mehrerer neurologischer Symptome; nur 80%ige Heilung. 3. Meningomyeloenzephalitischer Verlauf = ZNS und peripheres Nervensystem betreffend. 30% ohne Restschäden. Letaler Ausgang wurde bei 1–2% beobachtet.
Labor/ Diagnose	Spezifische Antikörpernachweise im Serum und Liquor 4–6 Wochen nach Zeckenstich. a) Enzymimmunoassay, b) Immunfluoreszenztest, c) indirekter Hämagglutinationstest, d) Immunfluoreszenz-Test an Zecken.
Therapie	Allgemeine therapeutische Maßnahmen: Entfernung der Zecke mit spezieller Zeckenpinzette sonst mit Zeigefinger und Daumen direkt über der Haut am Kopfbereich erfassen, vorsichtig lockern und aus der Einstichstelle herausziehen. Zeckenleib nicht beschädigen, da sonst erhöhte Infektionsgefahr! Methoden mit Öl, Nagellack, Creme u.ä. veraltet, da durch vermehrte Speichelabsonderung und durch längere Verweildauer der Zecke im Körper sich das Infektionsrisiko erhöht. Desinfektion der Stichstelle. Spezielle medikamentöse Therapie: Impfprophylaxe mit inaktiviertem FMSE Virus. Extrakorporale Verfahren: Nicht sinnvoll.
Chronische Schäden	Wie Klinik 3. Phase, eventuell reversibel.

Z

| Vorkommen. Verwendung. Wirksame Bestandteile | Hypnotikum, Psychopharmakum, Handelspäparate z.B. Bikalm, Stilnox. |

Eigenschaften & Wirkungen	Tageshöchstdosis	10 mg
	Erste Symptome ab	1 mg/kg
	Orale Verfügbarkeit	< 70 %
	Wirkungseintritt nach	1 – 2 h
	Wirkdauer	> 10 h bei Überdosierung
	Eliminationshalbwertszeit	0,7 – 3,5 h
	Plasmapeak nach	0,5 – 2 h
	Plasmabindung	> 90 %
	Verteilungsvolumen	0,5 l/kg
	Ausscheidung über die Niere	Metabolisiert
	Ausscheidung über den Darm	Metabolisiert
	Enterohepatischer Kreislauf	keine Daten
	Wirksame Metabolite	keine

Ab 5 mg/kg werden schwere Vergiftungen gesehen. Die Medikation ist in Schwangerschaft und Stillzeit kontraindiziert.

| Klinik | *Augen:* Miosis. *Herz, Kreislauf:* Tachykardie. *Nervensystem:* Agitiertheit, Halluzinationen, Bewußtseinseintrübung, (Atemdepression). |

Labor/ Diagnose	Blutkonzentration	
	therapeutisch	< 0,2 mg/l
	toxisch	> mg/l
	gefährlich	> 0,5 mg/l.

Einmalige Gabe von Flumazenil 0,2 mg langsam iv.

| Therapie | Allgemeine therapeutische Maßnahmen: Primäre Giftentfernung, rezidivierend Kohle und Diarrhoe.
Spezielle medikamentöse Therapie: Flumazenil antagonisiert auch die Wirkung von Zolpidem. Wegen der kurzen Halbwertszeit kann zur kurzfristigen Überbrückung einer Atemdepression Flumazenil 0,2 mg langsam iv. verabreicht werden.
Extrakorporale Verfahren: Nicht sinnvoll. |

| Chronische Schäden | Nach akuter Intoxikation keine. Bei Dauergebrauch Abhängigkeit mit Entzugssyndrom. |

Vorkommen. Verwendung. Wirksame Bestandteile	Hypnotikum, Sedativum, Cyclopyrrolon, Handelspräparat z. B. Ximovan.

Eigenschaften & Wirkungen	Tageshöchstdosis	15 mg
	Gefährliche Dosis	50 mg/kg
	Orale Verfügbarkeit	80 %
	Wirkungseintritt nach	15 – 30 min
	Wirkdauer	24 h
	Eliminationshalbwertszeit	3 – 7 h
	Plasmapeak nach	1 h
	Plasmabindung	45 %
	Verteilungsvolumen	2 l/kg
	Ausscheidung über die Niere	< 5 %, 80 % metabolisiert
	Ausscheidung über den Darm	16 % metabolisiert
	Enterohepatischer Kreislauf	keine Daten
	Wirksame Metabolite	Zopiclon-n-oxid

Die Medikation ist in Schwangerschaft und Stillzeit kontraindiziert.

Klinik	*Herz, Kreislauf:* Tachykardie, Hypotonie. *Nervensystem:* Agitiertheit, Bewußtseinseintrübung, Atemdepression.

Labor/ Diagnose	Blutkonzentration	
	normal	< 0,05 mg/l
	toxisch	> 0,05 mg/l
	gefährlich	keine Daten

Mögliche Laborwertveränderungen: Hypokaliämie, Hyperglykämie, Hyperbilirubinämie.

Therapie	Allgemeine therapeutische Maßnahmen: Ab 10 mg/kg primäre Giftentfernung. Spezielle medikamentöse Therapie: In einigen Fällen hat Flumazenil die Bewußtseinseintrübung vermindert. Extrakorporale Verfahren: Keine Erfahrungen.

Chronische Schäden	Nach akuter Intoxikation keine. Bei Dauergebrauch Entzugserscheinungen.

Z

Vorkommen. Verwendung. Wirksame Bestandteile	Neuroleptikum, Dibenzothiepin, Handelspräparat z.B. Nipolept.

Eigenschaften & Wirkungen		
	Tageshöchstdosis	450 mg
	Gefährliche Dosis	15 mg/kg
	Orale Verfügbarkeit	100 %
	Wirkungseintritt nach	1–2 h
	Wirkdauer	> 24 h bei Überdosierung
	Eliminationshalbwertszeit	biphasig, 1 h, 14–16 h
	Plasmapeak nach	2–5 h
	Plasmabindung	> 95 %
	Verteilungsvolumen	10 l/kg
	Ausscheidung über die Niere	< 1 %, 17 % metabolisiert in 24 h
	Ausscheidung über den Darm	keine Daten
	Enterohepatischer Kreislauf	besteht
	Wirksame Metabolite	Norzotepin

Konzentration auf das 30fache des Blutspiegels im Gehirn möglich. Die Medikation ist in Schwangerschaft und Stillzeit kontraindiziert.

Klinik	*Herz, Kreislauf:* Tachykardie, Herz- Kreislaufdepression. *Nervensystem:* Bewußtseinseintrübung, Atemdepression, Krampfanfälle, Dyskinesien.

Labor/ Diagnose		
	Plasmaspiegel	
	therapeutisch	< 0,025 mg/l
	toxisch	keine Daten
	gefährlich	keine Daten

Therapie	Allgemeine therapeutische Maßnahmen: Primäre Giftentfernung und rezidivierend Kohle und Diarrhoe. Spezielle medikamentöse Therapie: Bei Dyskinesien Biperiden bis 5 mg langsam iv. Bei Hypotonie kein Adrenalin (paradoxe Umkehr). Bei bedrohlicher Symptomatik Physostigmin langsam 2 mg iv., ggf. wiederholen, in Extremfällen als Dauerinfusion mit 2 mg/Stunde. Extrakorporale Verfahren: Nicht sinnvoll.

Chronische Schäden	Nach akuter Intoxikation keine. Bei Dauergebrauch Leberschädigung.